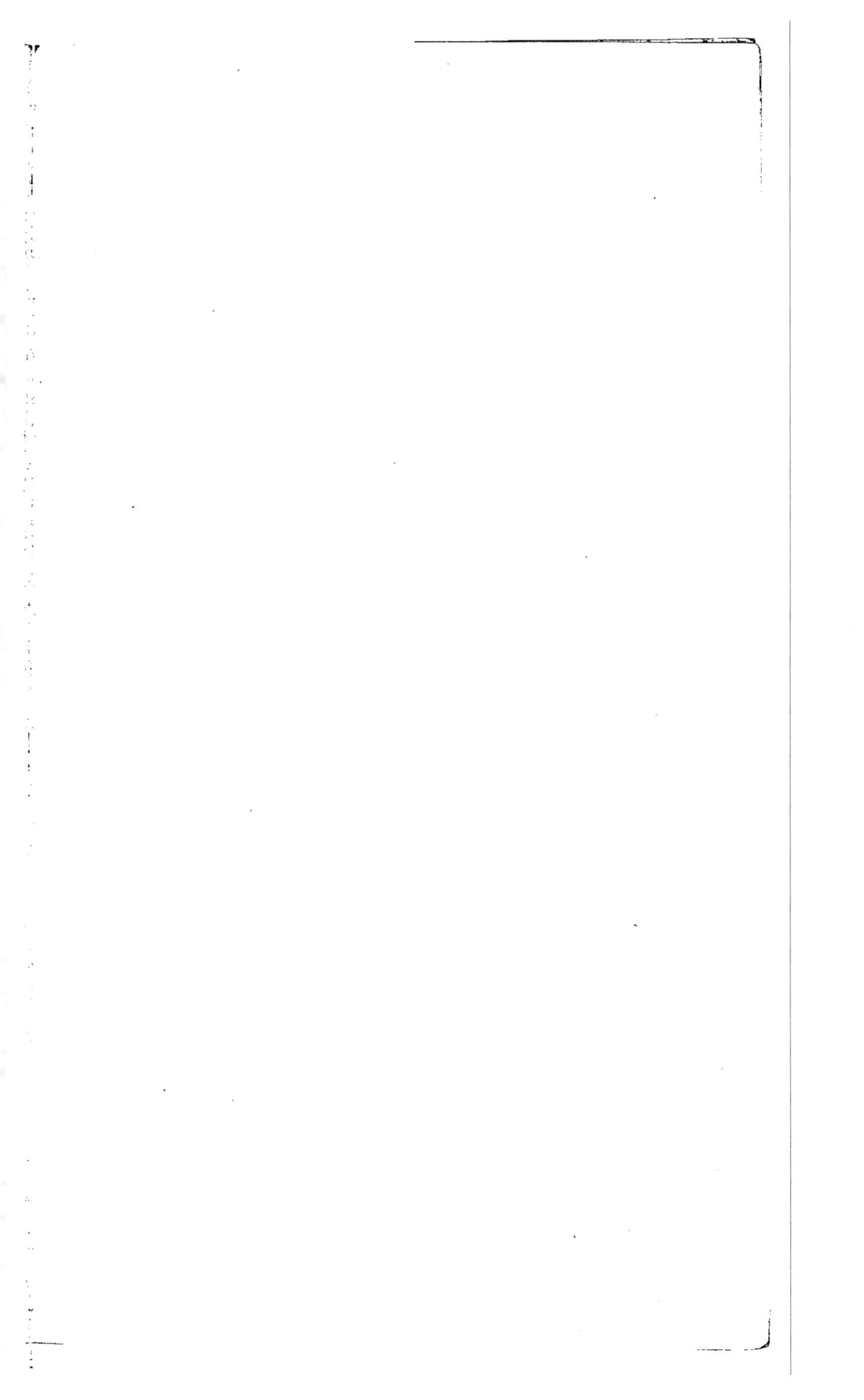

ÉTUDES D'HYGIÈNE URBAINE

L'ÉVACUATION

DES

MATIÈRES USÉES

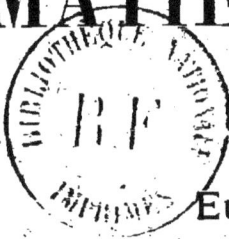

PAR

Eugène RODIER

Ancien élève de l'École Normale supérieure
Agrégé de l'Université (Sciences naturelles
Rédacteur scientifique à la *Petite Gironde*
Officier de l'Instruction publique

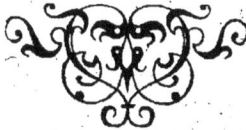

BORDEAUX

IMPRIMERIE G. GOUNOUILHOU

9-11, rue Guiraude, 9-11

1905

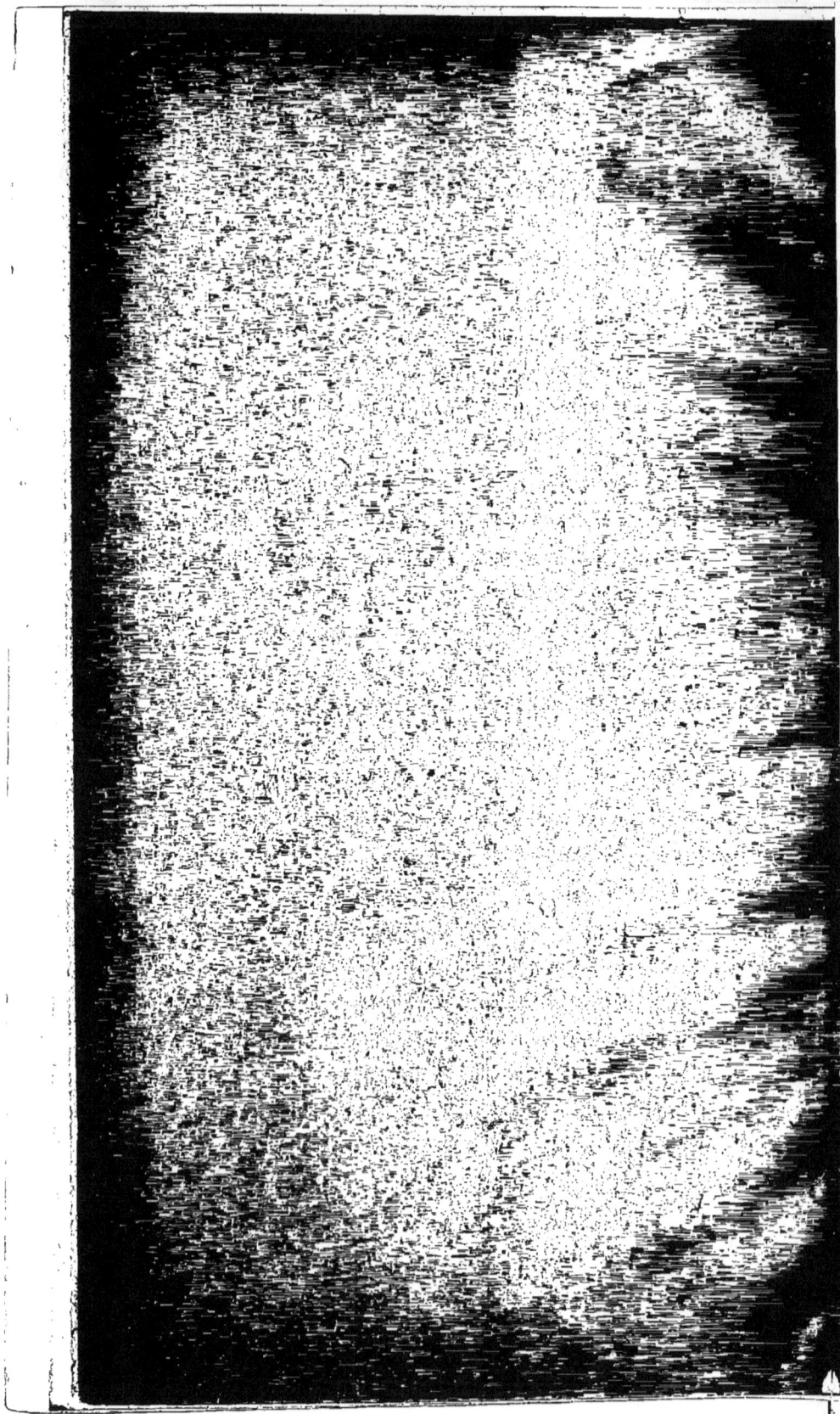

ÉTUDES D'HYGIÈNE URBAINE

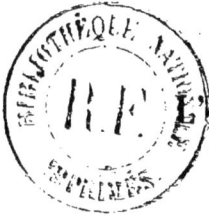

L'ÉVACUATION

DES

MATIÈRES USÉES

ÉTUDES D'HYGIÈNE URBAINE

L'ÉVACUATION

DES

MATIÈRES USÉES

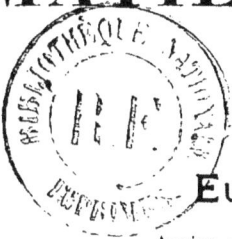

PAR

Eugène RODIER

Ancien élève de l'École Normale supérieure
Agrégé de l'Université (Sciences naturelles)
Rédacteur scientifique à la *Petite Gironde*
Officier de l'Instruction publique

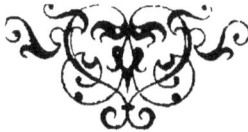

BORDEAUX

IMPRIMERIE G. GOUNOUILHOU

9-11. rue Guiraude, 9-11

1905

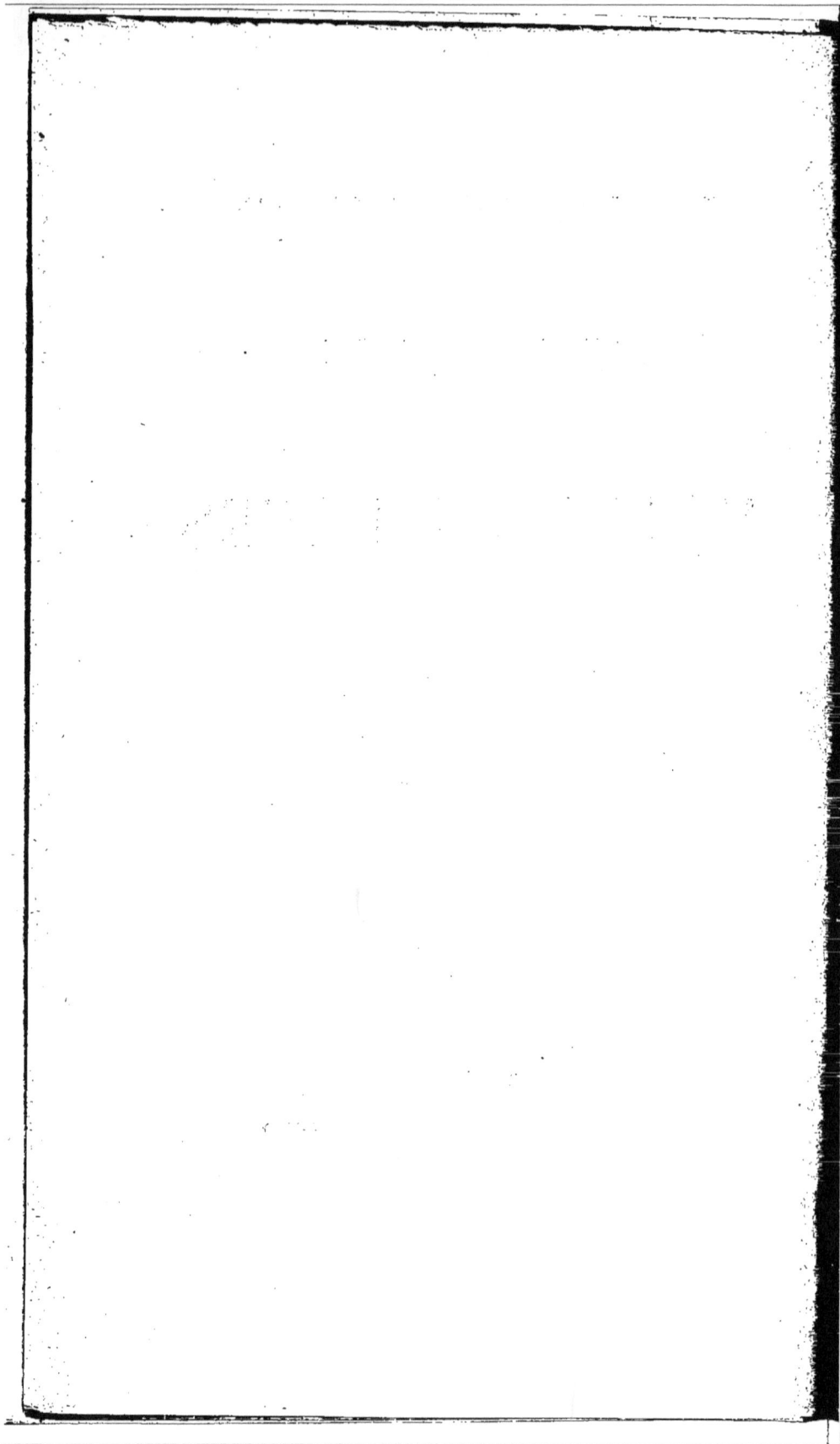

L'ÉVACUATION

DES

MATIÈRES USÉES

I

Prescriptions anciennes au sujet des fosses d'aisances à Bordeaux. — Règlement de 1880. — Méthode primitive de vidange. — Procédés modernes par le vide. — Conséquences de l'étanchéité des fosses. — Manœuvres frauduleuses. — Causes multiples de pollution du sous-sol.

La loi sur la protection de la santé publique du 15 février 1902 impose, comme l'on sait, au maire de chaque commune l'obligation de déterminer, après avis du Conseil municipal et sous forme d'arrêtés municipaux portant règlement sanitaire :

1° ....;

2° Les prescriptions destinées à assurer la salubrité des maisons et de leurs dépendances, des voies privées, closes ou non à leurs extrémités, des logements loués en garni, et des autres agglomérations, quelle qu'en soit la nature, notamment les prescriptions relatives à l'alimentation en eau potable ou à l'évacuation des matières usées.

Retenons ce dernier point, *l'évacuation des matières usées;* cela signifie, en langage d'hygiéniste, l'expulsion de tous les déchets, de toutes les souillures domestiques : excrétions humaines (matières fécales et urine), eaux et ordures ménagères. J'ai exposé l'an dernier, dans le journal *la Petite Gironde* de Bordeaux, la question des ordures ménagères, et j'ai dû constater que dans notre grande cité les gadoues sont recueillies, puis transportées dans les campagnes voisines, par des procédés primitifs qui n'ont pas été modifiés depuis près d'un siècle. Je me propose d'examiner ici ce que deviennent dans les villes, et à Bordeaux notamment, les autres résidus qu'engendre nécessairement la vie domestique, c'est-à-dire les eaux souillées et les excréments.

*
* *

« Autrefois, » dit M. Emile Trélat dans son livre *la Salubrité*, « toutes les immondices produites dans la maison en sortaient très simplement. On les jetait dans la rue. Plus tard, la réglementation municipale intervint pour forcer l'habitant à garder chez lui les matières excrémentitielles, et chaque maison dut avoir une fosse souterraine pour les recueillir. Ces fosses, s'emplissant avec le temps, donnaient lieu à une sale vidange et à d'infects charriages d'exportation. De plus, malgré la sévérité du contrôle administratif, qui imposait l'étanchéité parfaite à ces capacités résiduaires, la plupart d'entre elles fuyaient dans le sol, qu'elles contaminaient. D'ailleurs, les cabinets d'aisances d'où partaient les matières n'étaient pas entretenus en état de propreté, parce que l'eau de nettoyage ne pouvait y être employée en quantité suffisante. En effet, plus l'eau de nettoyage était abondante, plus vite s'emplissait la fosse, plus fréquemment devait-on la vider, opération grandement coûteuse. Aussi chaque maison économisait-elle la vidange en ne nettoyant pas ses cabinets.

» La solution moderne consiste... »

J'arrête ici la citation : nous ne sommes pas pressés de connaître la solution moderne, puisqu'on en est encore chez nous au système ancien dont M. Trélat a tracé

le répugnant tableau et qu'un de nos compatriotes,
M. Marius Faget, qualifiait de « barbare » dans un rapport adressé en 1888 au Conseil d'hygiène. Je m'empresse
d'ajouter qu'à Bordeaux le problème de l'évacuation des
matières usées se complique de difficultés particulières.
Aussi suis-je curieux de voir comment il sera traité
dans le règlement sanitaire municipal dont, aux termes
de la loi du 15 février 1902, chaque commune devait être
pourvue dans le délai d'un an à partir de la promulgation de la loi. Conformément à ces prescriptions, un projet
de règlement a été rédigé et sera soumis très prochainement au Conseil municipal.

* *

Ce n'est pas que jusqu'ici l'administration municipale
bordelaise se soit désintéressée de la question. On trouve
déjà dans d'anciennes ordonnances la prescription d'établir des fosses d'aisances dans toutes les maisons et la
menace, en cas d'engorgement, de les faire vider d'office
aux frais des propriétaires; mais il est certain que ces
règlements n'ont jamais été rigoureusement appliqués,
puisqu'en 1895 le Dr Lande, adjoint au maire, délégué
à l'assistance et à l'hygiène publiques, estimait que
sur les 32,000 maisons de l'agglomération bordelaise,
12,000 seulement avaient des fosses vidangées à intervalles plus ou moins réguliers. Il faut remarquer, en
outre, que le principe de l'étanchéité nécessaire des fosses
et des tuyaux de latrines a été posé pour la première fois
dans le Règlement général sur la voirie urbaine et les
constructions en date du 6 septembre 1880 (art. 99 et
suiv.).

« Primitivement construites, » disait très justement le
Dr Lande en 1885 [1], « sans autre préoccupation que
celle de fournir un récipient pour les matières rési-

_____

[1] Rapport relatif à la réponse du Conseil central d'hygiène publique
et de salubrité de la Gironde à un vœu émis par le Conseil général de
la Gironde au sujet des vidanges, 29 juillet 1885.

duaires fécales ou autres de la colonie logée dans l'habitation qui en était munie, les fosses permettaient une libre sortie des liquides au travers de leurs parois et leur diffusion dans les terrains du voisinage. Il en résultait que les matières solides seules demeuraient, s'accumulaient et se desséchaient comme sur un filtre dans ces fosses, à qui il manquait avant tout d'être étanches. »

Il est clair qu'on ne pouvait vidanger de pareils amas de résidus qu'avec des pelles ou des seaux emmanchés et des tinettes. L'opération empestait d'ailleurs tout le quartier et nécessitait souvent des réparations coûteuses dans l'immeuble, notamment la réfection des peintures. Mais on ne vidangeait guère que tous les quinze ou vingt ans. D'après le Dr E. Arnould, on procède encore de cette façon dans nos départements du Nord et du Pas-de-Calais, même en des centres populeux. Il est inutile d'insister sur les inconvénients et les dangers que crée cette méthode barbare, tant pour les ouvriers qui l'appliquent que pour les habitants des localités où elle est en usage.

* * *

Quand la fosse est étanche, elle se remplit naturellement plus vite; elle contient surtout des liquides, d'autant plus dilués que les cabinets d'aisances sont plus fréquemment lavés. Ces conditions nouvelles, créées à Bordeaux par l'application du règlement de 1880, permirent et probablement même déterminèrent l'emploi du procédé qui consiste à aspirer mécaniquement les matières de la fosse dans un récipient où l'on fait le vide, soit d'avance à l'usine, soit sur place, au moyen d'une pompe à vapeur. On put dès lors opérer très rapidement et en plein jour, car l'odeur dégagée était presque nulle. Mais bientôt les propriétaires reconnurent avec effroi que les vidanges, plus fréquentes, leur imposaient un surcroît de dépense assez considérable, et les Compagnies, de leur côté, durent élever leurs prix, car les matières extraites, trop additionnées d'eau, étaient à la fois plus encombrantes et moins riches en principes fertilisants.

Quelques propriétaires avisés mirent par bail la vidange à la charge de leurs locataires, et l'on vit alors (on voit malheureusement encore) les diverses personnes à qui incombait la vidange des fosses lutter d'ingéniosité pour esquiver le règlement. Ici, c'était un locataire qui, la nuit, envoyait au ruisseau de la rue le contenu d'une fosse trop vite pleine à son gré; là, un propriétaire conduisait dans son jardin, par un réseau de canaux souterrains, l'excédent liquide des matières déversées dans une fosse d'ailleurs étanche.

D'autres fois, ce sont les fosses neuves qu'une malfaçon voulue préserve d'une trop coûteuse étanchéité. « Tantôt, » dit le Dr Lande [1], « la maçonnerie est construite en pierre de qualité inférieure et très poreuse, mal jointée avec du mortier grossier; tantôt le fond de la fosse n'est pas maçonné; tantôt enfin une large ouverture pratiquée à la paroi à la fin des travaux assure l'écoulement des liquides dans le terrain voisin ».

*
* *

Ajoutez à ces manœuvres frauduleuses, que l'administration recherche et réprime d'ailleurs sévèrement, les fissures accidentelles qui se produisent souvent dans les fosses, même bien établies, par suite de la nature mouvante du sous-sol de notre ville; ajoutez les nombreux immeubles où il n'existe d'autre récipient pour les matières fécales qu'un trou creusé dans le jardin; songez aussi que beaucoup d'autres envoient directement toutes leurs souillures dans le lit des ruisseaux qui traversent la ville ou dans d'anciens canaux à demi ruinés dont le réseau est à peu près inconnu, et vous arriverez à cette conclusion que les matières extraites des fosses par les Compagnies de vidanges ne représentent qu'une partie,

_____

(1) Documents sur le régime des égouts, 1895.

et probablement la plus faible partie de celles qui sont produites dans l'agglomération bordelaise. Tout le reste s'infiltre dans le sol en empoisonnant la nappe d'eau souterraine ou se rend directement à la Garonne par des canaux ou des ruisseaux canalisés, tels que le Peugue, la Devèze et le Caudéran.

Ce que l'on peut dire de plus modéré au sujet d'une pareille situation, c'est qu'elle est intolérable.

II

**Les inconvénients des fosses fixes. — Malpropreté quasi
obligatoire. — Les " water-closets ". — Les odeurs des
fosses et les tuyaux d'évent. — Désodorisation des matières. — Les fosses mobiles. — Le " earth system ".
— La solution moderne.**

Ainsi les fosses fixes ne sont jamais à l'abri de la
critique : ou elles ne sont pas étanches, et il en résulte
le déplorable état de choses que nous avons décrit dans
le précédent chapitre; ou bien elles gardent tout ce qu'elles reçoivent, et l'on a le choix entre plusieurs espèces
de désagréments.

Si, en effet, par mesure d'économie, pour éviter de
trop fréquentes vidanges, on restreint ou l'on supprime
les déversements d'eau dans les cabinets d'aisances, des
odeurs affreuses venues de la fosse et du tuyau de chute
se répandent bientôt dans toute la maison, en dépit des
soupapes, qui ne ferment jamais hermétiquement. Nos
pères supportaient sans se plaindre ces émanations fétides
qui aujourd'hui encore empoisonnent l'atmosphère intérieure de beaucoup de vieilles demeures à Bordeaux, à
Lyon et dans la plupart des villes de province. Plus raf-
finés, doués peut-être d'un odorat plus délicat, nous com-
mençons à nous révolter contre cette puanteur, et nous
demandons aux architectes d'y porter remède.

C'est facile : il suffit de disposer les choses de telle
sorte qu'après chaque visite une quantité d'eau assez
abondante et convenablement dirigée soit lancée dans
la cuvette du cabinet d'aisances; il faut de plus qu'entre
deux visites toute communication entre le cabinet et la
fosse soit rendue impossible grâce à un obturateur her-

métique. Les Anglais ont obtenu depuis longtemps ce
double résultat au moyen de leur *water-closet* ou *cabinet
à eau*. Les traits caractéristiques de cet appareil sont :
un siphon formé par le recourbement en S du tuyau de
chute immédiatement au-dessous de la cuvette et un
réservoir de chasse permettant le nettoyage intégral de
celle-ci. Le siphon reste plein d'eau pure après la chasse
et constitue une fermeture hydraulique parfaite. Comme
le dit très exactement M. Emile Trélat, cet appareil est
à la fois un *expulseur*, un *nettoyeur*, un *obturateur* et
un *dilueur*.

*
* *

Et voici justement ce qui est effrayant au point de vue
économique. Le *water-closet* dilue les matières fécales
dans une forte proportion, puisque, d'après divers au-
teurs, la moyenne journalière de ces produits d'excrétion
(y compris l'urine) représente un volume d'environ un
litre et demi par personne, et qu'une chasse, pour être
vraiment purificatrice, ne peut consommer moins de
huit à neuf litres d'eau. La fosse va donc s'emplir environ
sept fois plus vite qu'auparavant, ce qui conduirait à la
vidanger plusieurs fois par an.

En fait, il est tout à fait impossible d'installer des water-
closets aboutissant à des fosses fixes ordinaires; partout
où vous verrez ces appareils modernes et propres, soyez
assurés que les matières qui les traversent se rendent,
directement ou non, à des canaux souterrains.

Notez encore ceci. Pour atténuer les mauvaises odeurs
qui refluent souvent par les cabinets jusque dans les
appartements, on a muni les fosses de *tuyaux d'évent*
débouchant au-dessus du toit. Mais il arrive, à Bordeaux
notamment, que l'orifice du tuyau d'évent d'une échoppe
se trouve précisément à la hauteur des fenêtres du second
étage de la **maison voisine**; on comprend sans que j'y
insiste combien cette disposition est agréable pour les
habitants de la maison la plus haute.

Mais, direz-vous, ne pourrait-on désinfecter, ou tout au moins désodoriser, les matières fécales dans la fosse même. Certes, on l'a tenté en y projetant les produits les plus divers : *chlorure de chaux, chlorure de zinc, sulfate de fer, huile lourde de houille, crésyl en solution à 5 %*, etc., et cela vaut mieux que rien, encore que ces substances ne se mêlent qu'imparfaitement à la masse relativement considérable de déjections que contient la fosse. Puisque, pour les raisons indiquées plus haut, le nettoyage des cuvettes doit se faire avec une minime quantité de liquide, il sera toujours bon d'employer à cet usage une solution désodorisante et antiseptique telle que le crésyl à 5 %, que recomandent les Drs Vincent et Laveran. L'odeur et les mouches en seront quelque peu diminuées.

* *

En dépit de ces palliatifs, et fûssent-elles parfaitement étanches, les fosses n'en restent pas moins un procédé très imparfait et très primitif. C'est pourtant le seul employé presque en tous pays dans les petites agglomérations, et en France dans la plupart des grandes villes « Là où les efforts des hygiénistes, » dit le professeur Jules Arnould, « ont fini par faire adopter en principe un autre système d'évacuation des matières excrémentitielles, on n'arrive que bien lentement à vaincre les résistances de la plus détestable routine défendant avec opiniâtreté une méthode dont la parfaite insalubrité ne saurait faire aucun doute aux yeux des gens compétents. »

Il y a, en effet, d'autres systèmes que nous allons examiner successivement. Je ne dirai que peu de choses des *fosses mobiles* ou *tinettes*. Ce sont des récipients métalliques, d'une contenance de 80 à 100 litres au plus, que l'on place à l'extrémité inférieure du tuyau de chute venant des cabinets. Une tinette peut suffir pour une dizaine de personnes pendant huit jours, à condition qu'on n'y jette pas d'eau du tout. Les tinettes ont tous les inconvénients des fosses fixes avec une saleté plus obligatoire encore des cuvettes et des tuyaux de chute. En outre, le charroi des tinettes pleines et souvent mal fermées à travers une grande ville ne paraît guère supportable. Ce système fonctionne pourtant dans plusieurs villes étrangères : Heidelberg, Augsbourg, Weimar, Kiel, Groningue, Gœteborg, Copenhague.

Ailleurs, on a corrigé les principaux désagréments des tinettes par un procédé qui peut aussi s'appliquer aux fosses fixes dans les petites agglomérations, dans les villages, par exemple, où il n'existe pas d'entreprise de vidange. Cette méthode consiste à recouvrir d'une substance pulvérulente les matières fécales, au fur et à mesure de leur production. Le produit absorbant utilisé peut être tout simplement de la terre sèche, d'où le nom de « earth system », système de la terre, donné à ce procédé, que H. Moule vulgarisa il y a une trentaine d'années en Angleterre. Dans l'*earth-closet (cabinet à la terre)* de cet hygiéniste, un déclenchement fait tomber sur chaque selle un peu de la terre sèche qui remplit un entonnoir placé au-dessus du siège.

La terre n'a qu'un pouvoir absorbant assez faible (1); aussi la remplace-t-on à Manchester et à Glasgow par des cendres de foyer, et en plusieurs villes d'Allemagne par de la tourbe pulvérisée. En France, on fait usage dans certains établissements de tinettes dites absorbantes, dont le fond et les parois latérales sont revêtues d'une sorte d'aggloméré poreux, et désodorisant quand il est convenablement établi.

* * *

Tous ces systèmes ont un défaut commun : ils ne permettent pas de réaliser dans les cabinets d'aisances cette

(1) On a récemment découvert dans les environs de Murat (Cantal) d'importants gisements d'une terre à diatomées fossiles qui, en raison de sa forte teneur en silice, possède un remarquable pouvoir absorbant. Ce produit, qui est l'objet d'une exploitation active, conviendrait parfaitement pour les *earth-closets.*

propreté rigoureuse qui fait la supériorité des water-closets, puisque, avec les fosses fixes comme avec les tinettes, l'emploi de l'eau est toujours limité ou interdit. En outre, le séjour plus ou moins long des matières fécales dans les dépendances des habitations et leur manutention ultérieure créent toutes sortes d'incommodités pour les habitants des grandes villes. Ceci explique qu'on ait cherché d'autres solutions au problème hygiénique que nous étudions.

« La solution moderne, » a écrit M. Emile Trélat, « consiste à supprimer les fosses d'aisances. Les matières excrémentitielles ne séjourneront plus dans la maison. Aussitôt produites, elles en sortiront pour joindre les émissaires souterrains du service public. »

Cette conception a été réalisée de deux façons principales. La canalisation souterraine peut être double, l'une étant réservée aux matières excrémentitielles et aux eaux ménagères, l'autre évacuant les eaux pluviales ou d'arrosage. C'est le « *separate-system* » des Anglais. Plus simplement encore, un réseau unique d'égouts peut recevoir la totalité des immondices liquides. C'est le système unitaire ou du *tout à l'égout*.

III

**Un égout il y a 2,500 ans. — Dimensions et rôle de la
"Cloaca maxima". — Le "tout à l'égout" à Rome. —
Pollution croissante des rivières. — La Seine et la
Tamise au siècle dernier. — Les anciens égouts de
Bordeaux. — La protection des cours d'eau en Angle-
terre. — Le "separate-system".**

Après avoir exposé dans les deux chapitres précédents
les inconvénients multiples des fosses d'aisances, fixes ou
mobiles, je dois maintenant décrire les procédés modernes
qui ont pour but l'évacuation rapide des matières usées
à l'aide d'une canalisation souterraine.

Quand je dis que ces procédés sont modernes, je n'entends pas attribuer à des contemporains l'invention des
égouts. Je n'ignore pas que Tarquin l'Ancien, cinquième
roi de Rome, fit construire à grand renfort d'impôts et
de corvées un égout magnifique qui rend encore des services aux Romains d'aujourd'hui et que l'ingénieur Boni,
directeur des fouilles du Forum, a fait récemment dé-
blayer sur toute sa longueur. La *Cloaca maxima* (ainsi se
nommait ce remarquable ouvrage, merveilleusement con-
servé après 2,500 ans d'existence et de fonctionnement)
est voûtée en plein cintre: elle mesure 6 mètres de hauteur
à la clé et $6^m 50$ de largeur entre les pieds-droits; le plus
grand des collecteurs de Paris n'a que 5 mètres sur $4^m 20$;
seul, le souterrain du Métro, haut de $5^m 20$ et large de
$7^m 10$ au maximum, peut donner une idée des dimensions
de la *Cloaca maxima*.

Par la suite, cet émissaire majestueux fut mis en communication avec tout un réseau de canaux plus petits,

construits au fur et à mesure que la ville s'agrandissait;
il devint alors un grand collecteur qui portait au Tibre
non seulement les eaux pluviales, mais tous les détritus
et toutes les immondices d'une bonne partie de la ville.
« On pratiquait à Rome le tout à l'égout, » disait en 1902
un chroniqueur de l'*Illustration;* « c'est le cas ou jamais
de citer le classique proverbe latin *nil sub sole novum :*
rien de nouveau sous le soleil... ni même sous la terre. »

* *
*

C'était évidemment très commode, mais en dépit des
quantités énormes d'eau de source que de multiples
aqueducs distribuaient dans l'ancienne Rome, les égouts
finissaient par s'engorger; il fallait les curer, et cette opération était si pénible et si malsaine qu'on n'y employait
d'ordinaire que des condamnés. En outre, le Tibre se
transforma peu à peu lui-même en un égout puant et in-
fect, surtout pendant l'été.

A l'exemple de Rome, et peut-être sous l'action directe
de ses proconsuls, toutes les grandes villes de l'empire
eurent sans doute, comme contre-partie de leurs aqueducs, leur réseau d'égouts, qui charriait jusqu'au fleuve
voisin toutes les ordures de la cité. Dans la suite des
siècles et jusqu'à ces derniers temps, cet état de choses
subsista avec cette circonstance aggravante que, les villes
devenant plus populeuses, les égouts se multiplièrent,
et que la pollution des rivières devint intolérable.

On se souvient de l'aspect qu'offrait la Seine à Asnières
avant l'organisation de l'épandage; c'était bien pis ailleurs. En 1868, la Tamise, dont le débit est très inférieur
à celui de la Seine, recevait la totalité des eaux d'égout
de Londres, dont la population dépassait d'un tiers celle
de Paris. Or, au dire de Jules Arnould, la commission
nommée à cette époque pour étudier le grave problème
de l'infection des rivières en Angleterre déclarait que la
situation de la Tamise était bien meilleure encore que
celle des petits cours d'eau qui, comme l'Irwell, à Man-

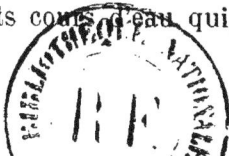

2

chester, et la Clyde, à Glasgow, servaient d'égout à de grandes villes industrielles.

⁂

A Bordeaux même, on trouve les vestiges de pratiques analogues : de temps immémorial, les petites rivières qui traversaient la ville ou qui alimentaient les fossés des remparts : le Peugue, la Devèze, le Caudéran, ont reçu les immondices de toutes sortes sortant des maisons riveraines. Est-ce à l'époque romaine, sous la domination anglaise ou au XVIIe siècle seulement que furent construits ces anciens canaux qu'à maintes reprises le Dr Lande a signalés, dont la distribution n'est figurée sur aucun des plans que possèdent nos archives, et qui, aujourd'hui encore, portent à la Garonne non seulement les eaux ménagères, mais aussi les matières fécales que des immeubles nombreux y projettent depuis des siècles?

« Quelque désir, » écrivait à ce sujet le Dr Lande en 1895, « que l'on ait de les supprimer, force est bien de leur assurer un débouché, si l'on ne veut pas voir, ainsi que cela est parfois arrivé [1], les matières fécales refluer dans toutes les maisons desservies par la canalisation obstruée. »

D'ailleurs, les propriétaires défendent avec opiniâtreté les privilèges qu'ils tiennent d'anciens droit d'usage, et quand, au moment de la construction des quais verticaux, le Service maritime essaya de supprimer l'égout à toutes fins qui longe la façade du quai des Chartrons, on le contraignit par voie judiciaire à le rétablir. A l'heure actuelle, ce canal s'étend de la place Lainé à la rue Lucien-Faure, sur une longueur de plus de deux kilomètres.

Mais alors, direz-vous, nous sommes très modernes à Bordeaux, sans nous en douter : nous avons le tout à l'égout partiel; il n'y a plus qu'à généraliser le système. Sans entrer en ce moment dans le vif de cette question

---

[1] Dans le quartier des Chartrons.

controversée, je me bornerai à faire remarquer que la grande majorité des hygiénistes condamnent en principe le déversement des eaux d'égout dans les fleuves, même lorsque les matières excrémentitielles sont recueillies à part; à plus forte raison n'admettent-ils qu'on rejette dans une rivière les eaux résiduaires d'une ville où fonctionne le tout à l'égout que lorsque ces liquides ont subi une épuration sérieuse sous le double rapport chimique et bactériologique.

* *

En Angleterre, il existe depuis 1875 une loi connue sous le nom de *the rivers pollution prevention Act* qui interdit la souillure des cours d'eau par les eaux résiduaires ou industrielles. Sous l'influence de cette législation, la Tamise, au moins dans la région de Londres, est redevenue relativement propre; un comité de défense *(Thames Conservancy)* veille d'ailleurs à ce que les nombreuses agglomérations riveraines se conforment aux prescriptions légales.

Lorsqu'il s'agit de villes où les habitations sont disséminées, isolées par des jardins, les eaux pluviales qui ruissellent sur les chaussées ont moins de chances d'être souillées par des microbes ou des matières organiques que dans les villes où la population est très dense; il est alors possible de faire une distinction entre ces eaux pluviales, qui peuvent sans grand inconvénient gagner directement la rivière voisine, et les eaux ménagères additionnées de matières fécales qui, recueillies à part au moyen d'une canalisation spéciale, doivent subir une dénaturation complète. Telle est la conception fondamentale sur laquelle repose le « *separate-system* » des Anglais, que l'on appelle aussi système Waring, du nom de l'ingénieur qui l'a appliqué, en 1880, à Memphis (Etats-Unis).

De nombreuses villes du bassin de la Tamise : Oxford, Reading, Henley, Teddington, Wimbledon, etc., ont adopté ce procédé de la double canalisation, le comité de défense leur ayant permis d'envoyer directement leurs eaux pluviales aux rivières les plus proches. En Allemagne, en Hongrie, en Italie, quelques villes offrent des exemples partiels de ces systèmes séparateurs; l'ingénieur Bechmann l'avait conseillé pour la ville de Toulon.

L'avantage évident d'une telle disposition, c'est que la masse des eaux qui doivent être purifiées est considérablement réduite, ce qui simplifie beaucoup le problème; le revers de la médaille, c'est, d'une part, le prix de revient plus élevé de la double canalisation, et, d'autre part, la qualité douteuse, au point de vue hygiénique, des eaux pluviales ou d'arrosage qui vont directement au fleuve. Dans les très grandes villes, ces eaux sont ordinairement chargées de souillures multiples; aussi le système séparateur ne pourrait-il constituer une solution générale du problème qui nous occupe que si les chaussées urbaines étaient maintenues dans un état de propreté rigoureux au moyen de balayages fréquents. A mesure, d'ailleurs, que nous avancerons dans cette étude, nous nous apercevrons qu'il faut tenir grand compte des conditions locales et s'en inspirer pour faire un choix judicieux entre des procédés qui ont tous certains avantages unis à quelques inconvénients.

IV

Les avantages du système séparateur. — Cas où son adoption s'impose. — Le " tout à l'égout ". — Conditions à examiner. — Vitesse des eaux vannes. — Nettoyage des égouts. — Proportion des matières fécales dans l'eau d'égout à Paris.

Le système séparateur type ou système Waring que nous avons décrit dans le précédent chapitre présente des avantages évidents. Les matières fécales et les eaux ménagères, séparées dès l'origine des eaux pluviales et de celles qui servent à l'arrosage des rues, sont évacuées par des conduites en grès mesurant de 10 à 40 centimètres de diamètre. Cette canalisation peu coûteuse doit être pourvue, il est vrai, de nombreux regards de visite, mais elle n'a aucune communication permanente avec l'air des rues; son débit est constant et tout à fait indépendant du régime des pluies. Enfin, le volume des liquides souillés qui doivent subir une épuration avant d'être dirigés vers les cours d'eau voisins est beaucoup plus faible qu'avec le système du tout à l'égout.

En dépit de ses incontestables qualités, le système séparateur n'a été recommandé par les hygiénistes français que dans certains cas particuliers; ils lui ont préféré jusqu'ici les égouts unitaires qui reçoivent pêle-mêle toutes les immondices des maisons et des rues : matières excrémentitielles, eaux ménagères, industrielles et pluviales. Avant de décrire ce dernier système, que la loi du 10 juillet 1894 a rendu obligatoire pour Paris, je crois bon d'énumérer les cas dans lesquels le principe de la double canalisation a été reconnu meilleur.

*_**

D'après Jules Arnould (¹), la séparation est indiquée : « dans une ville peu importante, dont les habitations sont quelque peu disséminées, car alors les eaux ruisselant à la surface du sol et des voies de communication ont bien des chances pour être relativement peu souillées, et, d'un autre côté, se trouvent volontiers en quantité si considérable par rapport aux eaux résiduaires de maison, qu'élles augmenteraient dans une trop forte proportion le volume de celles-ci, entraînant ainsi des frais d'épuration inutiles;

» Quand on disposera de très grandes facilités pour se débarrasser des eaux pluviales, soit que le terrain offre des pentes très rapides pour leur prompt écoulement à la surface même du sol, soit qu'une ancienne canalisation encore suffisante existe déjà, ou que l'on se trouve en présence de nombreux cours d'eau ou canaux proprement dits auxquels il est facile de faire aboutir des conduites d'évacuation ne présentant par suite qu'un développement fort restreint.

» On peut encore être amené à recourir aux systèmes séparateurs avec double canalisation quand la nappe souterraine est très superficielle, que le terrain est presque absolument plat, ou enfin que la distribution d'eau qui alimente la localité est peu abondante; dans ces divers cas, des égouts unitaires de dimensions un peu considérables ne seraient pas commodes à établir, manqueraient aisément de pente ou seraient insuffisamment lavés. »

Si donc, comme nous l'avons établi au début de cette étude, l'accumulation des matières fécales dans des fosses fixes ou mobiles a de gros inconvénients, leur évacuation directe dans des égouts unitaires n'est pas recommandée sans restrictions, même par les hygiénistes les plus notoirement favorables au régime du tout à l'égout, et c'était le cas de Jules Arnould.

(1) *Éléments d'hygiène,* 4ᵉ édition, refondue par le Dʳ E. Arnould, 1900.

*
⁎

Avant d'organiser dans une agglomération urbaine ce
système d'évacuation en bloc, il faut avoir la certitude
qu'il y réalisera un progrès hygiénique, que la salubrité
des habitations, des rues et du sous-sol y gagnera, que l'air
y deviendra plus pur, et que les cours d'eau voisins seront désormais moins souillés. Ce n'est pas seulement la
situation topographique de la ville que l'on doit considérer,
mais c'est aussi l'état de ses finances, la quantité d'eau
dont elle dispose pour le nettoyage des maisons, des rues
et des canaux souterrains, le personnel qu'elle peut affecter à la surveillance des égouts et enfin l'usage définitif
que l'on compte faire des matières usées.

La suppression des fosses d'aisances, la propreté des
cabinets assurée par des lavages abondants constituent un
acroissement évident de la salubrité de l'habitation et de
son sous-sol; mais nous devons examiner si cet avantage
n'est pas contre-balancé par des inconvénients d'un autre
ordre dans le système du « tout à l'égout » direct. Les
matières fécales projetées dans l'émissaire souterrain ne
vont-elles pas y développer en se putréfiant des odeurs
nauséabondes qui, par les bouches réceptrices, se répan-
dront dans l'atmosphère de la rue? De très fortes averses
ne risquent-elles pas de faire refluer vers la maison les
souillures dont on a voulu se débarrasser?

A ces questions, les hygiénistes répondent que le radier
des égouts de rue doit être placé à environ 4ᵐ50 au-
dessous de la surface du sol, que leur pente doit s'accroître
à mesure que leur section diminue et que le minimum de
vitesse admissible pour les eaux qui y circulent est de
0ᵐ70 par seconde avec une épaisseur d'eau de 2 centimètres au moins. « Il faut, » dit Jules Arnould, « assurer aux
eaux-vannes un écoulement assez rapide dans les égouts
pour qu'elles n'entrent pas trop en putréfaction avant leur
issue de la ville et aussi pour qu'elles offrent une très
grande puissance d'entraînement. »

De plus, afin d'empêcher la formation de dépôts de matériaux solides, qui finiraient par obstruer les égouts les mieux établis, on effectue par intervalles d'énergiques *chasses d'eau*. Dans les galeries où les ouvriers peuvent circuler, on se sert pour le nettoyage de vannes mobiles, sortes de barrages temporaires, dont le brusque soulèvement met en liberté une masse d'eau considérable. Les égouts collecteurs sont parcourus par des wagons-vannes et des bateaux-vannes.

* *

Quand les égouts sont à la fois bien construits et bien entretenus, les eaux-vannes y circulent, assurent-on, d'une façon continue et avec une vitesse suffisante pour ne pas dégager d'odeurs trop gênantes, même lorsqu'elles entraînent par flottaison les matières fécales provenant des maisons riveraines. D'après Jules Arnould, « la présence de ces matières dans les eaux d'égout influence beaucoup moins qu'on ne le croirait volontiers les caractères de ces dernières. »

Cela est peut-être vrai à Paris, où l'égout reçoit non seulement les eaux ménagères et pluviales, mais aussi les eaux très abondantes et très souillées provenant du lavage des chaussées. « On ne peut donner, » a écrit Emile Trélat, « une plus juste idée de l'importance de la permanente activité des égouts parisiens que par deux chiffres : 450,000 mètres cubes d'eaux sales chassées de 72,000 maisons systématiquement nettoyées, ou issues de 950,000 mètres de voies publiques violemment fouettées et lavées sortent journellement de Paris. »

Or, on évalue à un litre et demi par jour en moyenne le volume des matières excrémentitielles (matières fécales et urines) produites par une personne; en admettant que les 2,500,000 habitants de Paris usent du « tout à l'égout », leurs déjections ne représenteraient que 3,750 mètres cubes par jour, c'est-à-dire à peine la 120e partie du volume total des eaux d'égout. Emile Trélat estime d'ailleurs que dans une très grande ville il faut prévoir une dépense journalière minima de 200 litres d'eau de nettoyage par habitant.

C'est donc à la condition de faire passer un véritable fleuve dans son sous-sol, d'ailleurs admirablement machiné, et de faire surveiller l'écoulement de ces eaux boueuses par une armée d'ouvriers que la ville de Paris évite les émanations putrides qui devraient, semble-t-il, se dégager des matières fécales directement projetées dans les égouts. Il est clair que les villes qui voudront imiter la capitale sur ce dernier point sans faire proportionnellement les mêmes dépenses en eau de lavage et en personnel ne devront pas s'étonner si elles obtiennent de tout autres résultats.

V

Conditions dans lesquelles le " tout à l'égout " direct est tolérable. — Les odeurs de Paris. — Rôle des égouts. — La " sewer gazes theory ". — Effets de la respiration de gaz putrides. — Ventilation des égouts. — L'air des villes. — Le but à atteindre. — La destinée des eaux d'égout. — Épandage, épuration biologique ou physico-chimique.

Tous les hygiénistes s'accordent sur ce point, que la pratique du « tout à l'égout » direct n'est tolérable que si, par leur pente, leur diamètre, la quantité d'eau qu'on y déverse et le soin qu'on apporte à leur nettoyage, les égouts de la ville se prêtent à une évacuation rapide des matières excrémentitielles. Que, dans ces conditions favorables, aucune odeur gênante ou malsaine ne se dégage des bouches qui établissent une communication permanente entre la rue et l'émissaire souterrain, certains l'affirment, bien que cela semble un peu étonnant; peut-être, disais-je dans le chapitre précédent, cela est-il vrai à Paris, grâce à l'abondance des eaux de lavage qui se mêlent aux eaux-vannes et les diluent; mais ailleurs?

Eh bien! même à Paris, ce n'est pas impunément que tant de liquides souillés et putrescibles circulent dans le sous-sol urbain avant d'être évacués par le grand collecteur. Tous les ans, à l'époque des grandes chaleurs, les Parisiens se plaignent des odeurs infectes qui vicient leur atmosphère; en 1896, une commission spéciale fut chargée d'en rechercher les causes. On en trouva de toutes sortes, mais on constata notamment que les bouches d'égout tenaient une partie importante dans cette symphonie de relents. Le rapporteur de la commission, M. Le Roy des Barres, le déclare nettement.

Après avoir énuméré les conditions que devraient remplir les canaux souterrains pour assurer l'entraînement rapide des immondices, il ajoute :

« Ces conditions indispensables sont loin malheureusement d'exister dans bien des égouts, où la ventilation est mal assurée, la pente trop faible, la circulation d'eau trop restreinte (et cependant l'eau est l'âme du système). D'où l'air empuanti que rejettent leurs bouches et leurs regards, et que les détritus jetés clandestinement par les bouchers, les marchands des quatre-saisons, etc., viennent encore corrompre davantage. »

Les mêmes critiques ont été adressées en plusieurs occasions par la *Revue industrielle* au système parisien. Ce journal affirmait en 1899 que dans les quatre-vingt-deux kilomètres des collecteurs de Paris, les liquides ont une circulation insuffisante, que les matières pestilentielles mêlées aux sables y entretiennent la plus dangereuse fermentation, et qu'à une faible distance du sol des rues la putréfaction règne en souveraine.

* * *

En Angleterre, on s'est toujours beaucoup défié des gaz malodorants vomis par les égouts; on les a même accusés de servir de véhicule aux germes infectieux. Jules Arnould oppose à la « sewer gazes theory » (théorie des gaz d'égout) ce fait bien constaté que les microbes sont plutôt rares dans l'air saturé d'humidité des canaux souterrains; mais cela ne démontre pas du tout l'innocuité de cet air quand il a une odeur repoussante. Le même hygiéniste rapporte en un autre chapitre de son livre que le physiologiste Alessi ayant fait respirer des gaz putrides à des animaux (rats, cobayes, lapins), ceux-ci devinrent plus sensibles à l'inoculation du bacille typhique et succombèrent plus vite que les animaux de même espèce qui avaient vécu dans des conditions normales.

« Sans doute, » ajoute-t-il, « l'homme ne se trouve pas d'ordinaire dans des conditions aussi défavorables que les animaux sur lesquels Alessi recherchait l'action des émanations putrides; mais il est possible que nous soyons plus sensibles à ces émanations que les dits animaux. »

Et il conclut de là que toutes les souillures doivent quitter nos demeures le plus complètement et le plus rapidement possible; non seulement leur contact doit être évité, mais encore leurs odeurs. Fort bien; mais ce n'est vraiment pas la peine d'envoyer avec tant de hâte toutes les immondices dans l'égout si nous devons retrouver leurs émanations dans l'air de la rue.

*
* *

Peut-on du moins parer à ce danger en adaptant aux bouches d'égout une fermeture hermétique : valve, soupape ou siphon? Non, car c'est alors l'atmosphère de l'égout lui-même qui devient méphitique, irrespirable pour les ouvriers qui doivent y exercer un métier déjà trop pénible. C'est donc une difficulté insoluble, semble-t-il : l'égout doit nécessairement être ventilé, et cela ne se peut que si ses gaz fétides se diluent, partiellement tout au moins, dans l'atmosphère urbaine. J'ajouterai que les changements de pression, de température, d'humidité qui se produisent dans l'air des rues déterminent dans la canalisation souterraine des aspirations ou des refoulements de gaz qui aident encore au mélange des deux atmosphères. Des effets analogues se produisent d'ailleurs au voisinage des fosses d'aisances par l'intermédiaire de leurs tuyaux de chute et de leurs évents.

Ainsi se constitue cet air de la ville auquel notre odorat s'habitue insensiblement et dont nous n'apprécions bien la réelle puanteur qu'après un séjour assez prolongé dans l'air pur, au bord de la mer, par exemple. Il ne me paraît guère douteux que, si les odeurs nauséabondes des grandes villes ne sont pas les agents directs des

maladies infectieuses, elles préparent notre organisme
à les contracter toutes.

Supprimer les émanations putrides qui viennent des
égouts améliorerait déjà beaucoup l'atmosphère urbaine;
c'est à quoi les Anglais ont tâché en adoptant dans certaines villes le système séparateur que j'ai décrit dans
un précédent chapitre. On peut imaginer évidemment
d'autres procédés tendant au même but, et tous, du point
de vue particulier, mais important, que nous avons choisi,
nous apparaîtront supérieurs au « tout à l'égout » direct.
Il nous est par suite impossible de partager l'enthousias-
me de la plupart des hygiénistes et de considérer ce
fameux système comme un idéal, même pour Paris, la
grand'ville.

**

En toute chose, d'ailleurs, dit un proverbe, il faut considérer la fin. Voici que toutes les immondices de la
maison parisienne ont été prestement lancées à l'égout
avec accompagnement de chasses d'eau; mais où vont
ces torrents d'ordures? Dans des canaux de calibre croissant, j'entends bien; et après? Deux grands collecteurs,
celui d'Asnières et celui du Nord, reçoivent en fin de
compte toutes les eaux d'égout de Paris et... les emmè-
nent à la campagne. Parfaitement.

Dans les presqu'îles qu'enserrent les méandres de la
Seine, les eaux noires et puantes vont arroser de vastes
terrains plus ou moins sablonneux, dont les uns appar-
tiennent à la ville de Paris (1,600 hectares), et les autres
à des particuliers (3,000 hectares environ). Ces domaines
sont, bien entendu, soigneusement et méthodiquement
drainés; les eaux recueillies par les drains sont, paraît-il,
assez pauvres en matières organiques et en germes bactériens pour qu'il n'y ait aucun inconvénient à les envoyer au fleuve. C'est ce qu'on appelle faire de l'épandage.

Nous reviendrons plus tard sur les avantages et les

inconvénients de cette pratique. Il nous suffira pour le moment d'indiquer qu'elle exige des travaux coûteux et la proximité de terrains assez vastes et assez heureusement constitués pour que la purification des eaux y soit réelle.

Les villes qui ne font pas d'épandage envoient leurs déjections à la mer, à un lac ou à un grand fleuve; d'autres, privées d'un tel voisinage ou ne se croyant pas le droit d'empoisonner les nappes et les cours d'eau de la région, traitent leurs eaux d'égout, additionnées ou non de matières fécales, par des procédés biologiques ou physico-chimiques que je décrirai prochainement dans un mémoire spécial. Nous allons maintenant passer en revue les procédés d'évacuation des matières fécales que l'on a désignés sous le nom de systèmes diviseurs, et qui se distinguent du « tout à l'égout » direct par ce caractère que les matières déversées dans les canaux souterrains sont toujours et uniquement des liquides.

VI

Les systèmes diviseurs. — Description de la fosse Mouras. — Conditions de bon fonctionnement. — Aspect et composition des liquides rejetés. — La putréfaction. — Aérobies et anaérobies. — Les effets de la fosse Mouras. — Les systèmes diviseurs comparés au « tout à l'égout ».

Nous avons établi dans les chapitres précédents que l'organisation du « tout à l'égout » est extrêmement onéreuse pour une ville : il faut d'abord construire un réseau complet de canaux souterrains, puis affecter à leur nettoyage une quantité d'eau suffisante et un personnel assez nombreux, enfin épurer les eaux d'égout avant de les renvoyer au cours d'eau voisin. Tout cela ne va pas sans de grandes dépenses, et ne peut d'ailleurs être réalisé que si le régime des eaux et la constitution géologique de la région le permettent. Aussi ne doit-on pas s'étonner qu'on ait cherché à se débarrasser des matières excrémentitielles par des procédés moins coûteux et d'une application plus aisée. De cette préoccupation sont nés les systèmes diviseurs, dont certains hygiénistes ont dit avec quelque injustice qu'ils étaient « l'hypocrisie du tout à l'égout ».

Sans m'arrêter aux premiers essais, très imparfaits, de Dugléré, je décrirai tout de suite un système que les *Eléments d'hygiène* de Jules Arnould (quatrième édition) mentionnent comme assez répandu dans le Midi de la France, entre autres à Bordeaux; je veux parler de la vidangeuse automatique ou fosse Mouras. Cet appareil a été inventé par M. Louis Mouras, propriétaire à Vesoul. Dès 1881, l'abbé Moigno le décrivit dans son journal *le Cosmos*, et fit sur ce sujet une communication à l'Académie des sciences. L'année suivante, il soumit à l'examen de la Société française d'hygiène une brochure de l'inventeur, ayant pour titre : *Nouvelle fosse d'aisances hermétiquement fermée, complètement inodore, se vidant d'elle-même incessamment.*

*

Depuis cette époque, on a construit beaucoup de fosses Mouras, mais trop souvent les architectes se sont laissé aller à en modifier le plan d'après leurs conceptions particulières : ces essais de perfectionnement donnèrent quelquefois de bons résultats, mais plus fréquemment des mécomptes. Voici comment sont disposés ceux de ces appareils qui fonctionnent le mieux :

La partie essentielle est une fosse complètement étanche, divisée en deux compartiments inégaux par une cloison qui porte dans sa partie moyenne des ouvertures grillagées. Le tuyau de chute qui amène les matières fécales pénètre dans le plus grand compartiment et s'y termine à mi-hauteur. La deuxième partie de la fosse est munie d'un siphon dont la branche intérieure plonge aussi jusqu'à la moitié de la hauteur totale, et dont la branche extérieure, plus courte, aboutit à un troisième compartiment très petit, qui est muni d'un regard. De là part un branchement incliné se dirigeant vers l'égout.

Pour que cet appareil fonctionne d'après les idées de l'inventeur, il faut qu'il soit toujours plein de liquide. Au début, on le remplit d'eau et on scelle les clés qui donnent accès, en cas de besoin, dans chacun des deux compartiments. A partir de ce moment il est clair que, si un litre de matières fécales et d'eau pénètre dans l'appareil par le tuyau de chute, il sortira un litre de liquide par le siphon terminal. Je dis « de liquide » parce que la cloison grillagée qui divise la fosse empêche les corps solides de pénétrer dans le second compartiment.

* *

De prime abord, il semble qu'on ne doive obtenir au moyen de cet appareil qu'une dilution et une division mécanique des matières fécales, lesquelles gagneraient l'égout après avoir été, non dénaturées, mais seulement délayées dans l'eau; toutefois, d'après le témoignage de personnes compétentes, chimistes et hygiénistes, qui ont analysé le fonctionnement de la fosse Mouras, il apparaît bien que son action n'est pas si simple.

Dans le rapport qu'il présenta le 20 mai 1890 au Conseil d'hygiène publique de la Gironde, le Dr Mauriac déclarait qu'à la condition d'y projeter chaque jour, soit d'une façon continue, soit d'une façon intermittente, une certaine quantité d'eau, les fosses vidangeuses automatiques à deux compartiments installées à l'hôpital Saint-André et dans d'autres établissements publics de Bordeaux ne laissaient échapper qu'un liquide faiblement coloré et presque sans odeur. Ce liquide, analysé par le professeur Blarez, ne contenait par litre que 30 à 40 centigrammes de matières organiques et volatiles. Il semblait donc que la matière fécale fût comme escamotée, et cela tenait du prodige.

Un examen plus attentif jeta quelque lumière sur les phénomènes qui se passent dans la fosse Mouras. En prélevant du liquide non à la sortie mais dans la fosse même, à différentes hauteurs, on vit qu'au niveau du radier il se dépose une boue épaisse, que les liquides de la partie supérieure sont riches en matières organiques, et que, seule, la région moyenne de l'appareil est occupée par une eau relativement claire et peu chargée. On comprend d'après cela pourquoi le siphon du déversoir doit pénétrer jusqu'à cette zone moyenne; on s'explique aussi la nécessité d'envoyer dans la fosse une assez grande quantité d'eau de lavage; sans cette dilution continuelle, les deux zones, supérieure et inférieure, se rejoindraient bientôt. Toutefois, M. le Dr Lande, qui a étudié de très près la fosse Mouras, recommande de ne pas y jeter les eaux ménagères, ni surtout les eaux grasses.

* *

Il ne faut pas non plus, à l'exemple de certains constructeurs, disposer un tuyau d'évent au sommet de la fosse; immédiatement, les liquides qui en sortent changent de nature et dégagent de fortes odeurs où domine celle de l'ammoniaque. La même chose se remarque quand la fosse n'est pas absolument étanche et que l'air extérieur y pénètre par des fissures. A quoi tiennent ces différences? Tout simplement à ceci : que les matières organiques ne se pourrissent pas de la même façon en présence ou en l'absence de l'air. Dans les deux cas, les agents de la putréfaction sont des microbes; mais les uns ne peuvent vivre sans air, et sont appelés à cause de cela *aérobies* (de deux mots grecs, αηρ, *aèr*, l'air, et βίος, *bios*, vie), tandis qu'on nomme *anaérobies* (du préfixe grec ἀ, *a*, qui indique l'absence de quelque chose) ceux qui se développent dans des liquides ne contenant pas d'oxygène libre.

La putréfaction anaérobie des matières azotées solides débute par une désagrégation et une solubilisation de la substance, puis il se forme des produits assez complexes et sentant pour la plupart très mauvais. Ce sont des ammoniaques composées, des acides gras volatils d'odeur repoussante, des produits d'odeur fécaloïde très pénétrante, comme l'indol, le scatol; des gaz fétides tels que l'hydrogène sulfuré et l'hydrogène phosphoré. Quand, au contraire, la matière organique se détruit à l'air libre, sous l'influence dominante des aérobies, les produits principaux qui prennent naissance sont des sels ammoniacaux, puis des nitrates, de l'acide carbonique et de l'eau. Dans les fosses ordinaires, où malgré les tuyaux d'évent l'aération des matières n'est que superficielle, il se produit simultanément une putréfaction anaérobie dans la profondeur et des actions oxydantes à la surface. Les fosses Mouras qu'on a malencontreusement munies de tuyaux d'évent ne diffèrent que bien peu de ces fosses fixes.

Quant aux fosses Mouras judicieusement établies, leur action sur les matières fécales, mystérieuse en apparence, s'explique très aisément si l'on veut bien remarquer qu'elle est intimement liée à la projection quotidienne d'une quantité d'eau suffisante, ni trop ni trop peu. Grâce à cette irrigation mesurée, les matières organiques sont entraînées vers l'égout dès que, sous l'influence des ferments sécrétés par les aérobies, elles sont devenues solubles dans l'eau; *elles quittent, par conséquent, la fosse avant d'avoir subi la putréfaction proprement dite, dont la solubilisation n'est que la préface.* Aussi sont-elles à ce moment presque inodores; mais à mesure qu'elles cheminent dans l'égout, elles continuent à se décomposer en répandant des émanations fétides.

J'ajouterai qu'à l'heure actuelle on ne sait rien de précis sur la façon dont se comportent les germes pathogènes, le bacille typhique, par exemple, dans les fosses Mouras; y sont-ils détruits, comme le pensait en 1890 M. le Dr Mauriac? Rien ne permet de l'affirmer. Somme toute, la fosse Mouras apparaît à l'observateur impartial comme un moyen de solubiliser et de diluer les matières fécales sans leur enlever leur aptitude à la putréfaction, ni peut-être les germes infectieux qu'elles pourraient contenir.

Comparée au tout à l'égout direct, la fosse Mouras a cette supériorité que les liquides qui en sortent pourraient, après leur réunion aux eaux ménagères, être déversés dans des conduites de faible calibre, placées sous les trottoirs, pendant que les eaux pluviales et de lavage continueraient à suivre les ruisseaux de rues jusqu'aux premières bouches des grands collecteurs. Au

moyen de ce « separate system » partiel, une ville comme
la nôtre complèterait rapidement et à peu de frais son
réseau d'égouts. Mais tous les autres systèmes diviseurs
possèdent ce même avantage, et si parmi eux il s'en
trouve qui, mieux que la fosse Mouras, dénaturent les
matières qui les traversent, il sera bien juste que nous
leur donnions la préférence.

VII

La fosse Mouras et la souillure des égouts. — Métiers
pénibles et dangereux. — L'application intégrale du
« tout à l'égout » à Paris. — Un nouveau système de
vidangeuse automatique. — La fosse Mouras à Bordeaux. — Dangers des fosses automatiques à la campagne.

La fosse Mouras n'envoie dans l'égout que des liquides;
mais, suivant que la fosse est bien ou mal établie, ces
liquides sont putrescibles ou putréfiés : ils sentent ou
sentiront bientôt très mauvais. En revanche, ce système
d'évacuation permet de ne vidanger qu'à de longs intervalles et de réaliser ainsi une économie appréciable.

*
* *

Cette dernière considération touche au bon endroit propriétaires et locataires, mais encore faut-il que l'avantage
particulier qui leur échoit de ce chef ne soit pas acquis
aux dépens de l'intérêt général. Or, je crois avoir suffisamment indiqué les inconvénients, les dangers même
des gaz méphitiques développés dans les égouts : ces
produits toxiques et malodorants se mélangent nécessairement à l'air des villes et contribuent à le vicier.

Il faut bien songer aussi au personnel qui travaille
dans les canaux souterrains, soit pour assurer leur nettoyage et leur bon fonctionnement, soit, à Paris du
moins, pour établir ou entretenir les diverses canalisations qui y sont logées. M. Lucien Descaves a raconté
dernièrement, dans un journal parisien, une descente

qu'il fît dans les égouts en compagnie de trois ouvriers du service des lignes téléphoniques souterraines. La mission de ces travailleurs consistait à dérouler, dans des caisses scellées contre les parois, des câbles, véritables nerfs de la grande ville, qui contiennent des faisceaux de fils téléphoniques.

« Les maladies, la tuberculose, entre toutes, » dit M. L. Descaves, « éprouvent cette catégorie d'ouvriers, comme tant d'autres! On ne vit pas impunément, chaque jour, pendant huit heures, dans une atmosphère souvent pestilentielle... Le système du tout à l'égout, qui est en train de se généraliser, ajoute encore à ces risques professionnels en condamnant l'ouvrier à travailler dans le bouillon de culture de toutes les maladies. Il ne serait pas inutile de soumettre à l'analyse, dans les laboratoires de l'Institut Pasteur, une cotte ou un bourgeron ayant traîné toute une semaine dans cinq ou six types d'égouts différents.

» Au mois d'avril dernier (1904), le service souterrain (des téléphones) avait déjà perdu, depuis le commencement de l'année, cinq ouvriers laissant des veuves et des orphelins, auxquels la souscription de la camaraderie doit venir en aide. »

Vraiment, le travail dans les égouts est déjà rendu bien assez dangereux par les différences de température que les ouvriers doivent supporter, l'été comme l'hiver, à l'entrée et à la sortie des galeries souterraines et par les mauvaises qualités de l'air qu'ils y respirent : les matières fécales sont de trop. Or, au point de vue de l'accroissement de souillures apporté à l'atmosphère et aux liquides des égouts, les fosses Mouras ou genre Mouras ne valent pas sensiblement mieux que le tout à l'égout direct.

***

Notons en passant que la loi du 10 juillet 1894 a imposé le tout à l'égout aux propriétaires parisiens au fur et à

mesure de l'achèvement du réseau des émissaires souterrains. En 1900, il n'y avait que 23,000 immeubles sur
73,000, soit à peine un tiers, qui fussent pourvus de bran-
chements directs; or, les derniers délais pour l'application de la loi expirent cette année même; en depit de
la résistance opposée par le Syndicat des propriétaires,
50,000 maisons jusqu'ici munies de fosses fixes ou mobiles seront donc très prochainement reliées aux égouts
et y déverseront leurs matières excrémentitielles. C'est
alors que l'on pourra apprécier dans toute sa beauté
le système tant prôné par les hygiénistes officiels.

Les défauts que l'on peut reprocher à la fosse Mouras
se retrouvent, parfois aggravés, dans les autres systèmes
diviseurs basés sur le même principe, c'est-à-dire sur la
fermentation anaérobie et la solubilisation des matières
fécales. Une Société parisienne exploite en ce moment
un appareil breveté qui ressemble à la fosse Mouras
d'une façon frappante. La seule différence qu'on y puisse
noter, c'est que les matières solides et liquides ne doivent occuper que les 7/8 de la capacité du récipient. En
outre, les constructeurs recommandent d'envoyer dans
celui-ci autant que possible les eaux pluviales et ménagères, tandis que M. le Dr Lande a reconnu et signalé
l'influence fâcheuse des eaux grasses sur le fonctionnement des fosses Mouras.

Les promoteurs du nouvel appareil automatique affirment que les liquides qui en sortent ont subi 50 % d'épuration. Nulle preuve n'est donnée à l'appui de cette as-
sertion; mais tenons-la pour vraie : qu'est-ce que cela
signifie? Est-ce la matière organique qui a diminué de
moitié, ou le nombre des germes vivants? Les deux à la
fois, paraît-il. Or, on évalue à plus de 200 millions les
microbes contenus dans un gramme de matière fécale;
après séjour et solubilisation dans l'appareil, les excréments ne renfermeraient donc plus que 100 millions de
bactéries par gramme : c'est encore beaucoup trop!

*
* *

Cet appareil est, dit-on, appelé à rendre de grands services dans les villes et à la campagne. Je ne vois pas, je l'avoue, en quoi, pour ce qui concerne les grandes villes, il est supérieur à la fosse Mouras proprement dite. Or, à Bordeaux, en vue de satisfaire aux prescriptions de la dépêche ministérielle du 26 septembre 1893 et à une décision plus récente du Conseil central de l'hygiène publique, le Conseil municipal a pris, le 28 avril 1899, « l'engagement formel d'interdire pour le présent et pour l'avenir l'envoi aux égouts des matières excrémentitielles et en général de toutes matières liquides ou solides susceptibles de nuire à la santé publique.»

Conformément à cette délibération, aucune autorisation écrite n'a été accordée depuis lors par la municipalité pour la construction de fosses vidangeuses automatiques dites fosses Mouras; en fait, l'interdiction d'en établir de nouvelles remonte même à l'année 1892. Aussi ne fus-je pas médiocrement étonné en lisant dans le prospectus répandu par la Société parisienne qui exploite une fosse automatique très analogue à la vidangeuse Mouras, en lisant, dis-je, *qu'une installation de ce genre est projetée à Bordeaux pour des cabinets publics.* L'engagement formel de 1899 ne tient donc plus?

En l'absence d'égout, c'est-à-dire dans les campagnes, le tuyau de sortie de cette fosse automatique pourra, dit le prospectus, rejeter les eaux dans un puisard ou même en épandage sur des terrains. C'est bientôt dit, mais tous les terrains ne sont pas propres à l'épandage de liquides aussi impurs; on ne peut tolérer cette pratique que dans des sols sablonneux, isolés des habitations et bien drainés. Si le sous-sol est fissuré, comme dans les pays calcaires, et si l'on y a foré des puits destinés à l'alimentation humaine, l'épandage de matières fécales, fussent-elles purifiées et stérilisées à 50 %, ne saurait être recommandé ni même admis.

*
* *

A plus forte raison ne faut-il pas envoyer ces matières dans des puisards ou puits absorbants : ce serait le vrai moyen de contaminer toute l'eau potable d'un pays. Les lois de l'hygiène sont assez mal connues et assez peu respectées des paysans; il n'est vraiment pas nécessaire de leur indiquer complaisamment des pratiques beaucoup plus dangereuses que leurs usages traditionnels. Les cabinets d'aisances à la terre *(earth system)* ou à la tourbe valent infiniment mieux pour la campagne que toutes les vidangeuses automatiques.

VIII

Cause de la variété des solutions. — Bordeaux ne peut prendre exemple sur Paris. — Anvers, sa situation géographique. — La Campine et les Landes. — L'évacuation des matières fécales à Bordeaux. — Comment le problème se présentait à Anvers en 1898.

Dans toutes les grandes villes de l'ancien et du Nouveau-Monde s'est posé à un moment donné le problème qui nous occupe. Les immondices de toutes sortes, et en particulier les eaux ménagères et les matières fécales, deviennent rapidement un embarras et un danger dès que la population agglomérée dépasse un certain chiffre. D'autre part, les ressources financières de la cité s'accroissent avec le nombre de ses habitants; aussi peut-on remarquer que la question de l'évacuation des matières usées a été résolue de différentes façons suivant l'importance des villes et aussi, il ne faut pas l'oublier, suivant leur situation topographique.

Il résulte de là que l'hygiéniste ne peut pas, en cette matière, poser des principes absolus, d'une application universelle; son rôle est de fixer les conditions que doivent remplir les solutions particulières pour demeurer acceptables au point de vue sanitaire. C'est ce que nous nous sommes efforcé de faire quand nous avons passé en revue les diverses sortes de fosses fixes ou mobiles, les égouts unitaires et certains systèmes diviseurs. Il appartient évidemment à chaque municipalité d'adopter le ou les modes d'évacuation qui, tout en donnant satisfaction aux exigences de l'hygiène, sont pratiquement réalisables eu égard aux conditions locales, tant topographiques que financières.

L'impossibilité de faire autrement et d'appliquer partout la même formule apparaît bien quand des hauteurs de la théorie on descend sur le terrain des faits; il devient alors particulièrement intéressant de comparer, au point de vue qui nous occupe, des villes ayant à peu près les mêmes besoins, la même situation et les mêmes ressources; si l'une d'elles, plus hardie, a pris l'initiative d'essayer tel système et si elle s'en trouve bien, il y a beaucoup de chances pour que ce mode soit également avantageux pour les autres.

* * *

C'est ainsi que Bordeaux, par exemple, qui tâtonne encore et hésite entre les fosses fixes, rarement étanches, et un tout à l'égout plus ou moins indirect, ne doit pas, à mon sens, prendre Paris pour exemple et pour modèle: ni les budgets, ni la constitution du sol ici et là, ni les fleuves au bord desquels les deux villes sont bâties ne peuvent être comparés. Je ne puis, au contraire, m'empêcher d'être frappé des ressemblances que présente notre ville avec le grand port d'Anvers, sur l'Escaut.

An Anvers, l'Escaut a de 350 à 700 mètres de largeur avec une profondeur de plus de 10 mètres; la marée se fait sentir à une grande distance en amont de la ville, jusqu'à Gand. Le sol est plat, avec des pentes faibles; il est marécageux. Non loin de là, entre les embouchures de l'Escaut et de la Meuse, se trouve la *Campine*, avec ses dunes nues dont le sable blanc et fin, soulevé par le vent, envahit les routes et les terres cultivées.

« Dans les dépressions, » disent MM. Schrader et Gallouédec [1], « les eaux de pluie accumulées forment des marais, couverts d'un tapis spongieux de mousse qui dissimule des fondrières dangereuses. Aucun arbre ne croît spontanément dans la Campine. Ses terrains sablonneux ne portent que des ajoncs, des genêts et des

(1) *Cours général de géographie.*

bruyères emmêlées de broussaille. De loin en loin seulement se montrent de riants villages, entourés de cultures, analogues aux oasis des déserts. »

Cette description ne vous rappelle-t-elle pas d'une façon frappante l'état ancien de nos landes? D'ailleurs, Onésime Reclus constate en propres termes cette analogie : « Le sol (de La Flandre), » dit-il, « de lui-même a peu de fécondité; ...fait surtout de sable, il ressemble assez à nos Landes; à l'est, dans la province d'Anvers, la Campine a des dunes, des flaques d'eau et un sous-sol rougeâtre, imperméable, sable cimenté par le tanin des brandes. »

Ce sous-sol imperméable et rouge, nous le connaissons bien : c'est l'alios.

J'ajouterai que la ville d'Anvers compte aujourd'hui 240,000 habitants et que, par conséquent, son budget communal doit être à peu près comparable à celui de Bordeaux. Pour toutes ces raisons, le problème de l'évacuation des matières usées s'est probablement posé devant les échevins anversois à peu près dans les mêmes termes qui ont embarrassé nos édiles; voyons si l'examen comparatif des faits confirme cette prévision.

*
* *

A Bordeaux, les choses sont aujourd'hui sensiblement dans le même état qu'en 1895, lorsque M. le Dr Lande, adjoint au maire, publia une brochure fort intéressante sur le régime des égouts, la pollution des eaux de la Garonne et la question de l'épandage. Quelques égouts ont été construits depuis cette époque, mais en revanche des voies nouvelles ont été classées. En 1895, sur 270 kilomètres de voies classées, près de 200 kilomètres étaient encore dépourvues de canalisations évacuatrices. Actuellement, la longueur totale des voies classées est de 289 kilomètres, dont 106 kilomètres seulement sont desservis par des égouts; il reste donc 183 kilomètres, soit plus de 63 % des voies classées, le long desquels les eaux pluviales et ménagères s'écoulent à l'air libre en suivant les ruisseaux de rue.

Sur 32,000 maisons que comptait alors notre ville, 20,000 étaient dépourvues de fosses, ou, pour mieux dire, on n'y opérait jamais de vidange. Parmi les 12,000 fosses connues et vidangées à intervalles plus ou moins longs, un grand nombre laissent filtrer les déjections liquides à travers leurs parois accidentellement fissurées ou rendues perméables à dessein. Conséquence : 75,000 mètres cubes au moins de matières excrémentitielles (chiffre annuel) s'infiltraient dans le sous-sol ou gagnaient la rivière en suivant des canalisations ignorées le plus souvent, non entretenues par conséquent, et rien moins qu'étanches. Il existait enfin environ 250 fosses automatiques du système Mouras, dont l'établissement avait été autorisé à titre d'essai, et qui envoyaient leurs eaux-vannes dans les égouts.

Notons en passant que la vidange des fosses se faisait, comme aujourd'hui encore, aux frais des propriétaires, sous le contrôle de l'administration municipale, et qu'en 1895 le coût de l'opération était de 9 fr. par mètre cube.

La municipalité bordelaise, consciente des dangers qu'une pareille situation faisait courir à la santé publique, sollicita du ministre de l'intérieur l'autorisation de contracter un emprunt pour développer le réseau des égouts. L'administration supérieure crut comprendre que le but réel poursuivi par la Ville était l'installation du « tout à l'égout » complet, ou mitigé par le moyen de la fosse Mouras; aussi le Conseil général des ponts et chaussées demanda-t-il que le Conseil municipal prît l'engagement de ne jamais envoyer ou laisser envoyer aux égouts des matières excrémentitielles. De son côté, le Comité consultatif d'hygiène publique de France aurait désiré que les eaux d'égout, au lieu d'être déversées dans le fleuve, fussent purifiées par le moyen de l'épandage, comme à Paris.

A quoi M. le Dr Lande répondait très justement que, pour éviter la contamination des sources qui alimentent notre ville en eau potable, il faudrait pratiquer l'épandage sur un millier d'hectares de terres incultes situées à plus de 20 kilomètres de Bordeaux vers le sud-ouest; on devrait par conséquent y conduire les eaux d'égout en les élevant, vu la pente du terrain, à une hauteur verticale d'au moins 35 mètres, ce qui entraînerait des frais énormes, hors de proportion avec les ressources de la Ville. Néanmoins, le ministère maintenant son opposition, la municipalité, pour obtenir l'autorisation de construire de nouveaux égouts, dut prendre, comme je l'ai indiqué dans le précédent chapitre, l'engagement formel exigé par le ministre sur l'avis des Conseils sanitaires.

Depuis 1892, l'administration municipale n'a donc autorisé aucun nouveau déversement de matières fécales ou d'eaux vannes dans les égouts; mais il est bien possible que des communications clandestines aient été établies pendant cette période entre les canaux souterrains et certaines fosses, trop vite remplies par les chasses d'eau des water-closets. Treize années se sont écoulées, et, en somme, la question de l'évacuation des matières fécales en est toujours au même point dans notre belle cité.

IX

**Bordeaux et Anvers en 1898. — Rejet du " tout à l'égout "
par l'Administration communale d'Anvers. — Degré
de souillure des eaux de la Garonne. — Une autre face
de la question. — Comment on concevait le "tout à
l'égout " à Bordeaux. — Solution adoptée à Anvers.**

A Anvers, en 1898, ce problème capital d'hygiène urbaine n'était pas beaucoup mieux résolu que chez nous.
J'en trouve la preuve dans un discours prononcé par
M. l'échevin Desguin, le 4 avril 1898, devant le Conseil
communal :

« Une enquête, » disait-il, « faite par le service de la
propreté publique a démontré qu'il existe à Anvers au
delà de mille maisons ayant des déversements clandestins, qui approximativement conduisent à l'égout 400.000
hectolitres (40,000 mètres cubes) par an de matières, tant
solides que liquides, et ces matières ne subissent, naturellement, aucune désinfection ni désodorisation... Le
nombre de ces déversements clandestins augmente con-
tinuellement par suite du confort apporté à la construction des habitations et surtout de l'emploi de plus en
plus répandu des water-closets, qui, utilisant une grande
quantité d'eau, nécessitent la fréquente vidange des fosses
d'aisances, d'où résultent pour les habitants des ennuis
et des dépenses. »

Nous savons qu'à Bordeaux la situation était alors et
reste encore aujourd'hui plus grave qu'à Anvers, puisque
l'on estime à 75,000 mètres cubes au moins le volume
des matières fécales qui s'infiltrent dans le sol, s'écoulent
par des canalisations inconnues ou même se rendent tout

simplement à l'égout normal en vertu d'anciens droits d'usage.

Je dois ajouter toutefois, pour compléter le tableau hygiénique de la ville d'Anvers en 1898, que les matières extraites des fosses desservant des water-closets étaient considérées comme invendables à cause de leur trop grande dilution; on les chargeait sur des bateaux qui les déversaient dans l'Escaut en aval de la ville. C'étaient encore 20,000 mètres cubes (total annuel) de matières excrémentitielles qui venaient s'ajouter aux autres causes de pollution du fleuve. En 1898, à Anvers comme à Bordeaux, l'évacuation des matières fécales était donc défectueuse. Voilà la ressemblance.

* *

La différence, c'est qu'à Bordeaux l'administration municipale de 1894 et 1895, préoccupée surtout de l'infection croissante du sous-sol de la ville, frappée aussi de la pureté relative (oh! très relative) des eaux de la Garonne devant Bordeaux, sous le rapport microbien, aurait accepté sans aucune objection le « tout à l'égout » direct et général sans épandage; ce système lui apparaissait, théoriquement tout au moins, comme un remède à la situation et comme un progrès hygiénique.

A Anvers, au contraire, le gouvernement et les riverains protestaient contre le déversement des gadoues dans le fleuve, dont elles souillaient les eaux, bien que l'opération n'eût lieu qu'assez loin en aval (à telles enseignes que, par les gros temps, les bateaux de ce service étaient exposés à de réels dangers). Les échevins ne défendaient pas cette pratique; ils l'acceptaient comme un pis-aller, à défaut d'un autre moyen de se débarrasser de matières invendables et gênantes. De plus, tout en reconnaissant que d'autres villes : Londres, Paris, Dantzig, avaient été assainies dans une certaine mesure par l'adoption du tout à l'égout, ils se montraient nettement hostiles.

à l'application de ce système à Anvers. M. l'échevin Desguin disait en avril 1898 :

« La ville ne réunit pas les conditions requises : les égouts n'ont ni la pente ni la construction qui leur permettent de remplir cette fonction; de plus, ils aboutissent à l'Escaut, et l'on se plaint déjà, avec raison, des déversements qui s'y opèrent, soit par fraude, soit par suite des nécessités du service.

» Pour mettre nos égouts en état de charrier la totalité des immondices et de les conduire, complément indispensable du système, sur les terres incultes de la Campine, par exemple, pour les fertiliser, il faudrait une reconstruction complète de ces canaux, ce qui occasionnerait une dépense colossale, que la Ville ne saurait supporter. Il n'y a donc pas lieu de s'arrêter à cette idée, qui ne fournit pas la solution de la difficile question qui nous occupe. »

*
* *

Remplacez dans cette citation l'Escaut par la Garonne, et la Campine par les Landes, et vous aurez une déclaration applicable en tous points à la ville de Bordeaux. Voilà ce qu'il eût fallu dire bien haut en 1894-1895, et ce que personne n'a dit. Parce que la Garonne a un débit considérable, parce que ses eaux, sauf à l'époque du mascaret, contiennent moins de germes microbiens que l'eau de la Seine en amont de Paris, et aussi parce que le tiers à peine des matières stercorales de l'agglomération bordelaise est enlevé par les Compagnies de vidanges, on a cru pouvoir conclure à l'innocuité du tout à l'égout.

« Arriverait-on, » affirmait le Dr Lande dans une lettre adressée le 21 mars 1895 à M. le Dr Gariel, « arriverait-on à rejeter dans la Garonne toutes les matières de vidange de la ville, la pollution de la rivière n'en serait pas sensiblement augmentée, et même, alors, la composition générale de ses eaux demeurerait, aussi bien au point de vue microbien qu'au point de vue de la teneur organique, notablement supérieure à celle des eaux d'alimentation d'un grand nombre de centres de population. »

De son côté, une commission chargée par le Conseil central d'hygiène publique et de salubrité de la Gironde d'examiner le rapport présenté au Conseil municipal, en novembre 1894, par le Dr Lande, adjoint au maire, déposait au mois de mars 1895 les conclusions suivantes :

« Nous sommes persuadés que le régime du fleuve au point de vue de l'apport des matières excrémentitielles serait bien peu changé par la généralisation du « tout à l'égout », s'appliquant déjà directement pour un grand nombre de maisons de la ville de Bordeaux et indirectement pour la plupart des autres immeubles. »

. . . .

« Le « tout à l'égout », dans notre ville, ne saurait augmenter d'une manière bien sensible les inconvénients pouvant résulter pour la Garonne de ce mode d'assainissement de la ville de Bordeaux, et, d'autre part, il n'est aucun autre moyen d'arriver au résultat hygiénique poursuivi. »

*
* *

Ces affirmations catégoriques étaient peut-être un peu téméraires, car enfin les matières fécales qui ne sont pas recueillies par les entreprises de vidange ne vont pas toutes directement au fleuve; la majeure partie même n'y arrive sans doute qu'après une filtration lente et purificatrice à travers le sol; les microbes restent dans le filtre, c'est-à-dire dans le sous-sol urbain, qui s'infecte, mais le fleuve demeure indemne.

Il ne suffit donc pas d'établir une simple proportion et de dire : « Les deux tiers des matières excrémentitielles de la ville vont actuellement à la Garonne, et si l'on arrivait à la pratique du « tout à l'égout », la pollution du fleuve augmenterait d'un tiers en ce qui concerne cette origine particulière. » L'augmentation serait peut-être beaucoup plus considérable, dix fois, cent fois plus grande.

Mais enfin, tenons la proportion pour vraie, admettons avec M. le Dʳ Lande que faire du « tout à l'égout » à Bordeaux, ce soit faire du « tout à la mer »; cela démontre-t-il que le système soit applicable à notre ville? Pas le moins du monde : cela signifie seulement que l'opération ultime du « tout à l'égout », c'est-à-dire l'épandage, indispensable à Paris, serait superflue ici, et *rien de plus*. Il n'en demeurerait pas moins qu'à Bordeaux comme à Anvers, les égouts n'ont ni la pente ni la construction convenables pour l'évacuation rapide des matières fécales, et que pour les approprier à cette fonction nouvelle, il faudrait les reconstruire, ce qui occasionnerait ici comme à Anvers « une dépense colossale que la Ville ne peut supporter ».

*
* *

N'envisager dans la question du « tout à l'égout » que ses conséquences quant à la pollution du fleuve, c'est ne voir qu'une face de la question, et j'oserai dire la moins importante. Ce qu'il importe de déterminer, c'est l'influence qu'aura sur la salubrité de la ville le charriage des matières fécales liquides et solides à travers un réseau d'égouts qui n'a pas été construit en vue de cette fonction évacuatrice spéciale. On a vu comment M. l'échevin Desguin résolut cette question pour Anvers; le Conseil communal approuva ses conclusions.

A Bordeaux, l'administration municipale parut attacher d'abord peu d'importance à ce côté de la question. Ce fut seulement lorsque le Comité consultatif d'hygiène publique de France eut ratifié l'opposition formée par les ingénieurs du service maritime et le Conseil général des ponts et chaussées que les représentants de la Ville se défendirent d'avoir jamais poursuivi ni désiré l'organisation du « tout à l'égout » direct et complet.

Dans sa lettre à M. le Dʳ Gariel, M. le Dʳ Lande affirmait que « si jamais la pratique du « tout à l'égout » était adoptée d'une façon générale, elle serait réglementée, et que les matières ne pourraient être déversées qu'après dilution et même dénaturation partielle, de façon à éviter le colmatage et l'infection des égouts ». En s'exprimant ainsi, M. le Dr Lande songeait sans doute aux fosses Mouras, dont nous avons examiné précédemment les avantages et les inconvénients, ou à des systèmes analogues.

De son côté, à Anvers, M. l'échevin Desguin, après avoir rejeté comme impraticable la solution du « tout à l'égout », présenta au Conseil et fit adopter un appareil diviseur qui, bien mieux que la fosse Mouras, réalise le programme tracé par M. le Dr Lande. Partis de principes diamétralement opposés, les deux hygiénistes, le Français et le Belge, se rencontraient ainsi et se trouvaient finalement d'accord sur le terrain pratique.

X

La Cuve auto-antiseptique de Em. de Harven. — Désinfection automatique des eaux-vannes. — Une stérilisation complète est possible dans des cas spéciaux. —
Avantages hygiéniques et économiques du procédé. —
Son adoption en France et à l'étranger.

Le procédé auquel j'ai fait allusion dans le chapitre précédent a été adopté par un grand nombre d'industriels
et de propriétaires à Anvers d'abord, puis en France, à
Elbeuf, Menton, Rouen et le Havre.

L'invention en est due à un Belge, à un Anversois,
M. Emile de Harven, qui, contrairement au proverbe, fut
prophète en son pays et réussit à convaincre ses conci-
toyens en soumettant à l'examen des autorités compétentes une installation complète de son système qu'il
avait disposé dans son propre jardin. L'appareil, que
l'on désignait alors sous le nom de *Collecteur sanitaire*,
et que l'on appelle aujourd'hui la *Cuve auto-antiseptique*,
peut être adapté à toute fosse déjà existante pourvu
qu'elle ait des dimensions suffisantes et qu'elle soit *parfaitement étanche.*

La figure ci-après montre comment les choses sont
disposées : à gauche se trouve la fosse proprement dite
avec son tuyau de chute. Contre la paroi de droite de cette
fosse et au-dessous d'un regard à fermeture hermétique
se trouve un récipient mobile dont le fond est grillagé;
il contient une matière grossièrement filtrante, telle que
du gravier ou du coke. C'est, en effet, un filtre dont le
rôle est de retenir dans la fosse toutes les parties solides:
les liquides, au sortir du filtre, s'échappent par un tuyau

à grande section qui traverse la paroi de droite et qui débouche dans une seconde fosse beaucoup plus petite que la première, désignée dans la figure sous le nom de collecteur.

Dans le collecteur, à droite, en 6, se trouve un siphon de chasse qui s'amorce lorsque le niveau du liquide arrive jusqu'à la ligne 7; une partie du liquide est alors évacuée en quelques minutes dans l'égout, et le niveau intérieur se trouve ramené à la ligne sur laquelle on lit dans la figure l'indication « niveau minimum ». Ainsi, par le jeu du siphon de chasse, la surface libre du liquide oscille dans la cuve entre un niveau minimum et un niveau maximum. Comme il faut tout prévoir, dans le cas où le siphon engorgé ne s'amorcerait pas, le liquide qui tendrait à dépasser le niveau maximum gagnerait l'égout par l'orifice 1 et le tuyau qui en part.

Si l'appareil ne comportait pas d'autres organes, il ne serait pas beaucoup plus intéressant qu'une fosse Mouras; tout au plus aurait-il cet avantage de se vider par des chasses espacées et abondantes, propres par conséquent à déterger l'égout et à en balayer le radier. Mais il y a autre chose.

* *

D'abord, si l'appareil a des dimensions exactement proportionnées au nombre des habitants de l'immeuble où il est installé, l'amorçage du siphon et la chasse subséquente ne se produisent que toutes les quarante-huit heures au plus. En outre, pendant que le liquide s'abaisse du niveau maximum au niveau minimum, le balancier figuré en 5, qui est muni d'un flotteur creux, décrit environ un quart de cercle et passe de la position qui est dessinée en pointillé sur la figure à la position où il est représenté en traits pleins.

Or, ce balancier est percé d'un canal qui fait communiquer deux cuillers placées à chacune de ses extrémités. Dans la position correspondant au niveau maximum,

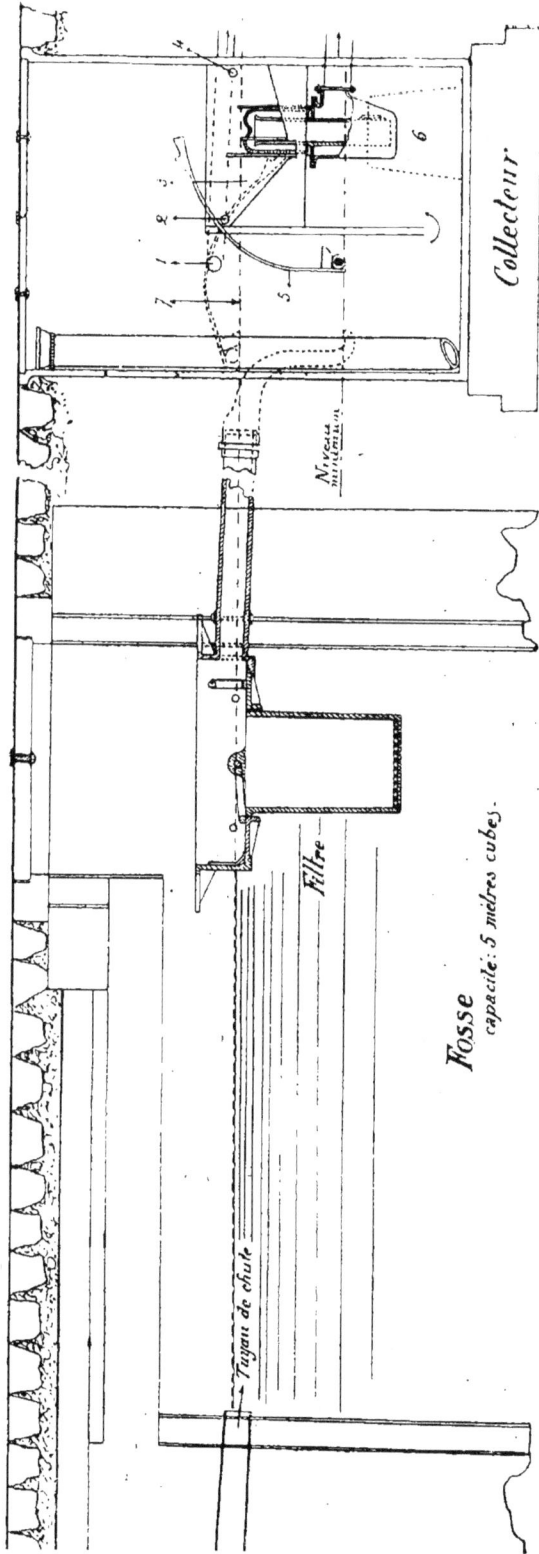

Cuve auto-antiseptique système Em. de Harven.

1. Trop-plein de sûreté. — 2. Tuyau d'aérage. — 3. Récipient pour le désinfectant liquide. — 4. Tuyau d'aérage. — 5. Balancier à flotteur. — 6. Siphon de chasse. — 7. Niveau maximum.

Fosse
capacité: 5 mètres cubes.

Filtre

Tuyau de chute.

Niveau minimum.

Collecteur

l'une des cuillers est immergée dans le récipient 3 qui
contient un désinfectant déterminé : créoline, okol, créocide ou tout autre liquide antiseptique. A mesure que le
siphon évacue le liquide du collecteur, la dose de désinfectant que contient la cuiller supérieure passe à travers
le balancier creux dans la cuiller inférieure. Lorsque
ensuite le niveau remonte lentement jusqu'au trait maximum, cette cuiller se vide peu à peu dans la cuve collec-
trice, et les liquides souillés qui arrivent de la fosse
sont progressivement additionnés du produit désinfectant.

Malgré une complication apparente qui tient à la petite échelle de la figure, ce mécanisme est extrêmement simple; les mouvements du balancier s'effectuent,
grâce au flotteur dont il est muni, à peu près comme
s'ouvrent et se referment les robinets des bassins de nos
maisons, où le service surélevé envoie de l'eau potable
pendant les premières heures de la nuit. La conséquence
de cette disposition est facile à saisir : les liquides sortant de la fosse ne sont évacués dans l'égout qu'après
leur mélange dans le collecteur avec une dose conve-
nable de désinfectant et après un séjour d'au moins quarante-huit heures dans ce récipient. *Il suffit de faire
varier la proportion de l'antiseptique pour obtenir à vo-
lonté, d'abord la désodorisation des matières, puis leur
désinfection partielle ou leur complète stérilisation.*

Ceci n'est pas une simple vue de l'esprit. C'est la
conclusion qui se dégage des analyses bactériologiques
faites à Anvers par M. Max Defrenne, à l'Ecole de médecine de Rouen, par M. C. Nicolle, et à Londres, par le
docteur S. Rideal. A la dose de 1/3,000, la créoline Pear-
son fait disparaître toute odeur fécale et détruit les quatre cinquièmes des germes vivants; l'okol, dans la proportion de 1/300, et la créocide carbolique à la dose de

1/500, stérilisent complètement les liquides du collecteur où on verse ces antiseptiques.

Dans la pratique ordinaire, cette stérilisation n'est pas indispensable, car il ne faut pas oublier que les matières sortant de l'appareil vont se mélanger dans l'égout à des liquides souillés et riches en germes bactériens. C'est ainsi qu'à Elbeuf, par exemple, l'eau d'égout contient quatre millions huit cent mille germes, à dix mille près, par centimètre cube. Il est donc bien suffisant que le liquide des fosses auto-antiseptiques soit ramené à en contenir cinq fois moins, sous l'influence de la créoline à 1/3,000, ou douze fois moins par l'action de l'okol à la même dose de 1/3,000. On n'est d'ailleurs arrêté dans cette voie que par le prix de revient du traitement, et le jour où l'on aura découvert un antiseptique assez puissant et assez peu coûteux pour que la stérilisation des liquides de la fosse soit pratiquement réalisable, cette stérilisation devra être rendue obligatoire.

Notons aussi que, dès maintenant, elle s'impose et peut être facilement obtenue dans certains cas particuliers : 1° quand un appareil de Harven est installé dans un hôpital; 2° quand un cas de maladie contagieuse est signalé dans un immeuble desservi par une cuve auto-antiseptique. Il suffit évidemment d'accroître d'une façon permanente, ou pendant la période de contagion possible, la puissance du désinfectant pour détruire sur place les germes infectieux contenus dans les déjections des malades.

* *

L'avantage principal que présente l'appareil de Harven, c'est précisément la souplesse de son fonctionnement automatique, grâce à laquelle l'hygiéniste reste toujours maître de la situation : l'appareil se prête à l'emploi de tous les désinfectants, même de produits solides que l'on peut introduire dans la cuve par un conduit placé dans un angle (voir la figure); il permet, en outre, d'obtenir quand cela est nécessaire une stérilisation complète des liquides qui y sont déversés. On peut y faire passer, si on le désire, toutes les eaux ménagères, et dès lors, moyennant une dépense un peu plus élevée, la maison n'enverra à l'égoût que des liquides inodores, stériles et imputrescibles, absolument inoffensifs, par conséquent.

D'un autre côté, les matières solides ne s'accumulent que lentement dans la fosse proprement dite, car celle-ci étant hermétiquement close et presque entièrement pleine, il s'y établit, comme dans la fosse Mouras, une fermentation anaérobie dont le premier effet est de dissoudre la majeure partie des excréments solides; la vidange de ce compartiment ne devient donc nécessaire qu'au bout d'un temps assez long, d'où une économie considérable pour les propriétaires. Il est vrai qu'en retour, la Ville est fondée à leur imposer une redevance minime pour le droit qu'elle leur donne de déverser leurs eaux-vannes désinfectées dans l'égout municipal.

Il nous reste à examiner, et ce sera l'objet du chapitre suivant, dans quelles conditions les municipalités d'Anvers et d'Elbeuf ont autorisé, mais non imposé, l'usage de la cuve auto-antiseptique.

Nous rechercherons en même temps si quelque objection sérieuse, quelque raison valable peut être formulée contre l'octroi d'une autorisation semblable par la municipalité bordelaise.

XI

**Comment le système de Harven fut adopté à Anvers. —
Réponse à une objection. — Surveillance nécessaire
des appareils. — A Elbeuf. — Il existe à Bordeaux
deux cuves auto-antiseptiques.**

La cuve auto-antiseptique de Harven fut définitivement
adoptée par le Conseil communal d'Anvers au mois d'a-
vril 1898, après une discussion très sérieuse et sur l'avis
favorable de toutes les autorités compétentes. La Commission médicale locale avait examiné d'abord en 1896
l'appareil adapté par M. de Harven à la fosse d'aisances
de sa demeure, et avait émis le vœu qu'à titre d'expéri-
mentation ce système fût appliqué dans quelques établissements de la Ville. Conformément à ce désir, on installa
des appareils dans deux théâtres. Le 3 juin 1897, le docteur Willems, président de la Commission médicale,
adressait au bourgmestre un rapport basé principalement
sur cette expérience.

*
* *

« Il résulte, » y était-il dit, « des visites que nous avons
faites aux théâtres néerlandais et royal, cette dernière
en présence de l'ingénieur en chef M. Royers, que les
appareils présentés, d'un mécanisme simple et automatique, ne pouvant donner lieu à aucun mécompte, ont
fonctionné pendant plusieurs mois d'une façon réguliè-
re, sans aucune surveillance.

» Au point de vue hygiénique, nous ne pouvons que

confirmer de la façon *la plus absolue* notre opinion émise dans nos rapports antérieurs.

» L'adoption du système aurait *un immense avantage* sur la situation actuelle et permettrait, comme le dit très bien M. l'Ingénieur en chef, dans son rapport du 8 mai dernier à l'Administration, de déployer une grande sévérité quant aux déversements clandestins, ceux-ci ne trouvant plus alors *aucune* justification. Ces déverse-ments, tels qu'ils se pratiquent actuellement, constituent un danger pour la santé publique et une nuisance très grande pour le système d'égouts. »

De son côté, la Société des architectes anversois se prononçait en faveur de la cuve auto-antiseptique.

« A notre avis, » écrivait le président, « le système de Harven dénouerait une situation embarrassante : il répondrait aux exigences du confort moderne et de la salubrité publique.

» L'adoption officielle du « collecteur sanitaire » (dé-baptisé depuis et nommé « cuve auto-antiseptique ») serait saluée avec joie par notre Société, surtout à cause de la pression dont les architectes et les entrepreneurs sont fréquemment l'objet de la part des habitants désireux de s'affranchir des désagréments du régime actuel. Les infractions déjà si nombreuses résultant de ce régime ne cesseront de s'accentuer à mesure du nombre croissant des water-closets. »

Enfin, le directeur de la propreté publique, examinant la question au point de vue financier, établissait sans peine que la Ville avait tout intérêt à installer des appareils de Harven dans tous les bâtiments communaux et à favoriser l'application du système dans les immeubles particuliers. L'extraction et la vente des matières fécales étant à Anvers un service municipal, et un quart au moins des vidanges étant invendables, parce que trop diluées, la Ville réaliserait une économie annuelle de 40,000 fr. environ le jour où ces liquides sans valeur seraient déversés dans les égouts par l'intermédiaire des cuves auto-antiseptiques.

* *
*

L'affaire ainsi étudiée fut soumise en juillet 1897 aux commissions d'hygiène et des travaux publics, qui conclurent à l'adoption *facultative* du système. Cette proposition fut ratifiée, comme nous l'avons déjà dit, par le Conseil communal en avril 1898. Dans la discussion qui s'engagea au sein de l'Assemblée, M. l'échevin Desguin, président du bureau d'administration de l'Académie royale de médecine de Belgique, qui soutenait le projet au nom de l'administration municipale, n'eut guère à réfuter qu'une seule objection. La créoline, disait-on, à la dose de 1/3,000 ne stérilise pas complètement les matières excrémentitielles; elle ne donne donc au point de vue hygiénique qu'une fausse sécurité; d'un autre côté, l'emploi du désinfectant à la dose stérilisante serait trop coûteux.

M. Desguin n'eut pas de peine à démontrer que les eaux d'égout étant très riches en germes bactériens, il était peut-être excessif d'exiger, dans les circonstances ordinaires, la désinfection complète, absolue, des eaux-vannes avant leur déversement dans l'égout, mais qu'au surplus la cuve auto-antiseptique n'était pas liée à l'emploi d'un désinfectant spécial, le service d'hygiène prescrirait l'usage de celui qui lui offrirait le plus d'avantages et de garanties, quitte à en adopter un autre plus tard, selon les besoins et les progrès de la science.

De plus, en temps d'épidémie, l'emploi de produits suffisamment énergiques dans les cuves auto-antiseptiques permettrait d'obtenir non seulement la stérilisation des liquides qui en sortent, mais encore une désinfection partielle de l'égout lui-même, désinfection qui serait d'autant plus sérieuse que le nombre des appareils serait plus considérable.

*
* *

Ainsi parla M. l'échevin Desguin, et il porta la con-
viction dans l'esprit de ses collègues. Je n'en suis pas
étonné. L'appareil de Harven me paraît, en effet, très intéressant, surtout pour des villes qui, comme Anvers et
Bordeaux, ont un réseau d'égouts défectueux et se trouvent dans l'impossibilité matérielle de pratiquer l'épandage. Est-ce à dire que ce procédé d'assainissement
échappe à toute critique et soit absolument parfait? Certainement non; mais quel est le mode d'évacuation des
matières usées qui présente ce caractère idéal? Ce n'est
certainement pas le tout à l'égout.

Les hygiénistes intransigeants reprocheront sans doute
au système de Harven de comporter une fosse fixe qui,
si elle n'est pas étanche, risque d'infecter le sous-sol en-
vironnant. C'est exact, seulement cet inconvénient, inhé-
rent à toutes les fosses fixes, se trouve ici fort diminué,
presque supprimé, car, si la fosse laisse filtrer les liquides à travers ses parois, le niveau intérieur s'abaisse,
la cuve auto-antiseptique ne reçoit plus rien, *et la personne chargée de surveiller l'appareil s'aperçoit bientôt
de cet arrêt dans son fonctionnement.*

Il est clair, en effet, que la provision de désinfectant
doit être renouvelée par intervalles, qu'il faut contrôler
de temps en temps le jeu du filtre, du balancier et du
siphon; qu'en un mot l'appareil ne peut pas être aban-
donné à lui-même comme la fosse Mouras. A Anvers,
c'est l'administration municipale qui, moyennant une
faible redevance, fournit le désinfectant et se charge de
la surveillance des cuves auto-antiseptiques; à Elbeuf, les
propriétaires qui font usage de l'appareil sont tenus de
laisser visiter leurs installations, à toute réquisition, par
les inspecteurs commissionnés, à cet effet, par le maire.

Si ce service est bien organisé, les défectuosités que
les appareils pourraient présenter, telles que le défaut

d'étanchéité de la fosse ou l'engorgement du filtre, sont promptement signalées et réparées. Les hygiénistes partisans du tout à l'égout oseraient-ils d'ailleurs affirmer que les canaux souterrains où ils projettent les excréments à l'état vert sont absolument étanches dans toute leur étendue?

* *

En ce qui concerne la ville de Bordeaux, dont le sous-sol est si fâcheusement contaminé, où le tout à l'égout direct a été interdit par l'administration supérieure, il semble que le système de Harven dénouerait, comme à Anvers, « une situation embarrassante. »

Je suppose (sans en avoir pourtant la certitude) qu'à Elbeuf les eaux d'égout sont envoyées directement à la Seine sans épandage préalable, et cependant la commission cantonale d'hygiène a donné un avis favorable à l'établissement de cuves · auto-antiseptiques déversant dans les égouts des eaux-vannes désinfectées. Le maire a réglementé cette organisation sanitaire par un arrêté que le préfet de la Seine-Inférieure a rendu exécutoire sans élever la moindre objection. Il ne me paraît donc pas douteux que les choses se passeraient à Bordeaux de la même façon et que l'adoption du système de Harven ferait cesser le conflit qui s'est élevé, à propos des égouts et des fosses Mouras, entre la Ville et le Comité consultatif d'hygiène de France.

La municipalité pourrait ainsi, sans manquer à l'engagement formel pris en 1899, reprendre son programme d'assainissement tel qu'elle l'avait conçu en 1890, et en poursuivre l'application intégrale. La chose vaut au moins la peine d'être examinée de près; ceux de nos édiles qui désireraient se faire sur ce sujet une opinion personnelle n'ont d'ailleurs pas besoin pour cela d'aller à Anvers ni même à Elbeuf; deux cuves auto-antiseptiques, système de Harven, existent, en effet, depuis plusieurs années à Bordeaux même, à la gare du Midi, où l'on se montre satisfait de leur fonctionnement.

CONCLUSIONS

Le problème dont j'ai essayé de préciser les termes
dans les pages précédentes est tout à fait à l'ordre du
jour; il préoccupe à la fois les hygiénistes, les ingénieurs
et les administrateurs municipaux; sa résolution dans
chaque cas particulier exige d'ailleurs, comme nous l'a-
vons vu, la collaboration active des uns et des autres. Il
faut aussi tenir grand compte des résultats qu'ont donné
les systèmes adoptés depuis plusieurs années dans certaines grandes villes. C'est à l'usage qu'on juge l'outil.

Quelque temps après la publication dans la *Petite
Gironde* des articles sur l'évacuation des matières usées
dont le présent travail est la reproduction corrigée, le
lieutenant-colonel G. Espitallier a traité la même question dans le *Génie civil* (nᵒˢ des 6 et 13 mai 1905), et il a
proclamé, lui aussi, la nécessité de mettre à l'épreuve de
la pratique les divers systèmes proposés, quelque sédui-
sants qu'ils parussent en théorie. Cela, les hygiénistes
les plus intransigeants ne l'ont jamais contesté, bien que
M. Espitallier semble insinuer le contraire.

« Les hygiénistes, » dit-il, « ne veulent admettre que les
solutions complètes, absolues, sans égard pour les con-
tingences pratiques, et les ingénieurs sont, au contraire,
forcés d'en tenir compte, parce que la mise en œuvre
d'un procédé, si parfait qu'il soit dans son principe, se
heurte toujours à des difficultés matérielles, sans même
parler des difficultés budgétaires.

» C'est pourquoi dans les grandes villes, où pourtant
les ressources financières sont largement établies, les ad-
ministrations compétentes ont essayé successivement
bien des systèmes qui présentent toujours, à l'usage, des
inconvénients, insoupçonnés tant qu'ils n'étaient point
sortis du domaine de la théorie.

» Le tout à l'égout, qui a eu sa période de faveur et qui a pu passer pour une panacée universelle, n'a pas échappé à la loi commune. Sa généralisation suppose qu'on disposera toujours et partout de l'eau en abondance, de dispendieuses canalisations spécialement aménagées et de vastes champs d'épandage pour recevoir les eaux-vannes. Or, l'eau manque parfois dans les villes les mieux pourvues, — Paris en sait quelque chose, — et les terrains d'épandage, pour grands qu'ils soient, manifestent une limite d'absorption au delà de laquelle ils ne réussissent pas à neutraliser le flot toujours grossissant de liquides dont le moindre défaut est leur mauvaise odeur. »

***

La plupart des hygiénistes et des ingénieurs étrangers, ainsi qu'un petit nombre de savants français, parmi lesquels je dois citer en première ligne le Dr Calmette, directeur de l'Institut Pasteur de Lille, s'accordent aujourd'hui pour condamner ı epandage pur et simple tel qu'il se pratique à Paris; à cet encombrant et dangereux système d'épuration, ils préfèrent hautement celui des lits bactériens que je décrirai dans une étude ultérieure. Mais, du même coup, on rejette la conception des égouts unitaires, car le fonctionnement régulier des lits bactériens n'est possible que si le débit des égouts est sensiblement constant; que si, par conséquent, les eaux pluviales et de lavage des rues sont rejetées directement dans les cours d'eau par une canalisation spéciale. On se trouve ramené ainsi au système séparateur avec double réseau d'égouts, l'un à grande section et à débit variable pour les eaux peu souillées qui viennent des toits et des rues, l'autre à petite section et à débit constant pour les matières fécales, les eaux-vannes et les eaux ménagères qui seules sont dirigées vers les lits bactériens épurateurs.

J'ai indiqué dans le cours du présent travail les avantages de ce système, très répandu en Angleterre, et grâce auquel des rivières empoisonnées par des souillures de toutes sortes ont retrouvé leur pureté primitive; même je ne crois pas trop m'avancer en déclarant que la combinaison des égouts séparatifs et des lits bactériens constitue probablement la meilleure solution actuellement connue du problème général qui comprend à la fois l'évacuation et la destruction des matières usées. Mais quand on voit qu'une grande ville comme Bordeaux est encore très loin de posséder un réseau complet d'égouts à toutes fins, on est en droit de se demander combien d'années s'écouleront avant que toutes les agglomérations urbaines soient pouvues d'un double réseau d'égouts et de lits bactériens épurateurs.

. Faut-il en attendant renoncer à améliorer une situation dont j'ai essayé de montrer les inconvénients et les dangers? Est-ce au moment où le professeur Chantemesse signale la marche envahissante du choléra de l'Asie vers l'Europe et nous laisse entendre que le fléau pourrait bien atteindre la France elle-même, est-ce à ce moment qu'il convient de dédaigner ou d'ignorer des procédés évacuateurs grâce auxquels on pourrait, tout de suite et à peu de frais, diminuer l'infection du sous-sol urbain, assainir les égouts et protéger les rivières où se jettent ces affluents immondes? Personne n'oserait le soutenir; or, la cuve auto-antiseptique de Harven, je crois l'avoir démontré, satisfait pleinement à ces conditions.

.•.

Que ce ne soit pas une solution complète et définitive du problème, je l'admets, mais en tant que mesure provisoire, elle réalise un progrès considérable sur la simple fosse fixe et sur les fosses genre Mouras; de plus, dans le cas d'une épidémie de choléra, elle seule permettrait de stériliser complètement et sur place les déjections non seulement des malades, mais encore et surtout des cholériques latents.

« Un individu, sain d'aspect, » déclarait récemment le professeur Chantemesse, « peut porter depuis plusieurs mois dans ses intestins le germe latent du choléra, et

ce germe n'attend qu'une occasion favorable pour se ma-
nifester. »

Au moment où la maladie éclate chez cet individu, ses
matières fécales peuvent avoir déjà propagé les semen-
ces contagieuses dans le sol ou dans les égouts, faute
d'une désinfection préventive qui eût été automatique-
ment effectuée dans la cuve de Harven.

J'ajouterai enfin qu'une municipalité n'engage nulle-
ment l'avenir ni sa responsabilité en autorisant, comme
l'ont fait celles d'Elbeuf et d'Anvers, les particuliers à
munir leurs propres fosses de cuves auto-antiseptiques.
Elle reste toujours libre d'adopter dans la suite le mode
général d'évacuation et de destruction des matières usées
qui lui paraîtra le mieux approprié à ses ressources et
à ses besoins.

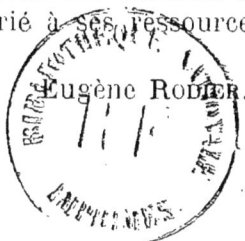

Eugène Rodier.

BORDEAUX. — IMPR. G. GOUNOUILHOU, RUE GUIRAUDE, 9-11.

22

www.ingramcontent.com/pod-product-compliance
Lightning Source LLC
Chambersburg PA
CBHW071252200326
41521CB00009B/1730